Abnehmen mit der Keto-Diät

Dringend notwendiges Praxiswissen für Einsteiger.

Genau so verlieren Sie schnell und sicher Gewicht durch die ketogene Ernährung

Ulrike Müller

Copyright 2020 - Alle Rechte vorbehalten.

Der in diesem Buch enthaltene Inhalt darf ohne direkte schriftliche Genehmigung des Autors oder Herausgebers nicht reproduziert, vervielfältigt oder übertragen werden.

Unter keinen Umständen wird dem Verlag oder Autor die Schuld oder rechtliche Verantwortung für Schäden, Wiedergutmachung oder finanziellen Verlust aufgrund der in diesem Buch enthaltenen Informationen direkt oder indirekt übertragen.

Rechtliche Hinweise:

Dieses Buch ist urheberrechtlich geschützt und nur für den persönlichen Gebrauch bestimmt. Ohne die Zustimmung des Autors oder Herausgebers darf der Leser keinen Inhalt dieses Buches ändern, verbreiten, verkaufen, verwenden, zitieren oder umschreiben.

Haftungsausschluss:

Die in diesem Dokument enthaltenen Informationen dienen nur zu Bildungs- und Unterhaltungszwecken. Es wurden alle Anstrengungen unternommen, um genaue, aktuelle, zuverlässige und vollständige Informationen zu liefern. Es werden keine Garantien jeglicher Art erklärt oder impliziert.

Die Leser erkennen an, dass der Autor keine rechtlichen, finanziellen, medizinischen oder professionellen Ratschläge erteilt. Durch das Lesen dieses Dokuments stimmt der Leser zu, dass der Autor unter keinen Umständen für direkte oder indirekte Verluste verantwortlich ist, die durch die Verwendung der in diesem Dokument enthaltenen Informationen entstehen, einschließlich, aber nicht beschränkt auf Fehler, Auslassungen oder Ungenauigkeiten.

Inhaltsverzeichnis

1. Einführung in die ketogene Ernährung.................... 7
   Mit der ketogenen Diät das Optimalgewicht
   erreichen.. 8
   Ketogene Ernährung als Therapie 9
   Spaß und Erfolg mit ketogener Ernährung 9

2. Ketogene Ernährung – was ist das? 11
   Was ist die Ketose? 12
   Woher stammt die ketogene Ernährung? 14
   Wie unterscheidet sich die ketogene Ernährung
   von Low Carb? 17

3. Nutzen und Vorteile einer ketogenen Ernährung 19
   So positiv wirkt sich die ketogene Ernährung auf den
   Körper aus 19
   Schlafstörungen ade! Dank Keto 21
   Gesunde Zellen, Muskelaufbau und vermindertes
   Hungergefühl 22
   Ketogene Ernährung und Krankheiten: Heilung
   durch Diät 23
   Dauerhafter Gewichtsverlust durch ketogene
   Ernährung 30

4. Mögliche Nachteile – worauf bei der Keto-Diät achten? 33

Allgemeine Nebenwirkungen, die bei der Keto-Diät auftauchen können 34

Was ist mit dem Jo-Jo-Effekt? 35

Keto-Grippe und Keto-Atem 36

Was ist Keto-Atem und wie kann er verhindert werden? 37

Unterversorgung durch Vitaminmangel 38

Mögliche Nebeneffekte durch falschen Fleischverzehr 40

Fast Food zählt nicht zur Keto-Diät 41

Wichtig: Ausgleich mit viel Flüssigkeit 42

Herausforderungen meistern und sich Pausen gönnen 43

5. Ketogene Ernährung – erfolgreiche Diät zum Abnehmen 45

Keto-Diät speziell für Frauen 46

Ketogene Ernährung zum erfolgreichen Abnehmen – Hungergefühl verschwindet 52

Die Vorteile der ketogenen Diät beim Gewichtsverlust – schnelle Erfolge 56

Was bei dieser Diät zu beachten ist: Zuerst schneller Gewichtsverlust, dann geht es langsamer voran 57

6. Zyklische Anwendung der Diät 61

Zyklische Anwendung im Detail erklärt 63

Kombination mit Intervallfasten 64

Verschiedene Modelle des Intervallfastens 67

7. Einstieg in die ketogene Ernährung: Schritt für Schritt 71

Makronährstoffe zählen 75

Fettbedarf berechnen, da muss der Proteinanteil bekannt sein 79

Die Ketose messen 81

Tipps zum Einstieg – Anfängerfehler vermeiden 86

Ketogene Ernährung und Sport 91

8. Tipps zur praktischen und kreativen Umsetzung 97

So gelingt die ketogene Ernährung im Alltag 97

Keto-Diät und Familie miteinander vereinbaren: So gelingt die Umsetzung 105

Keto-Diät mit Kindern: Warum diese nicht ketogen essen sollten 108

Essen im Restaurant während der Keto-Diät 111

Keto-Diät im Urlaub 112

Die richtigen Keto-Lebensmittel auswählen: Erst alles andere verbannen! 113

9. Die richtigen Nahrungsmittel für die ketogene Ernährung 117

Ketogenes Gemüse 117

Ketogene Fleisch- und Fischprodukte 120

Ketogene Milchprodukte 121

Die richtigen Fette bei der ketogenen Ernährung 122

Kräuter und Gewürze, die eine ketogene Diät unterstützen 125

Ketogene Getränke 129

Bulletproof Coffee gehört zu jeder Keto-Diät 132

Ketogenes Brot.. 133
Süßungsmittel, die bei der Keto-Diät erlaubt sind..... 134
Ketogene Diät für Vegetarier und Veganer 135

10. Hochwertige und kreative ketogene Rezepte 141

11. Nachwort 147

12. Verweise und weitere Literatur 153

1. Einführung in die ketogene Ernährung

Die Ernährungsumstellung auf „Keto" wirkt auf den ersten Blick schwierig. Viele Fragezeichen treten auf. Doch wer die Zusammenhänge und Hintergründe dieser Diät versteht, merkt schnell, wie wirksam und gesundheitsfördernd die ketogene Ernährung ist. Dieses Buch begleitet Einsteiger in die „Keto-Welt" und gibt hilfreiche Tipps und nützliche Hintergrundinformationen an die Hand.

Die ketogene Ernährung ist eine der effektivsten Diäten für die Gewichtsreduktion. Sie aktiviert im Körper die Fettverbrennung und steigert die geistige Fitness. Zudem fühlen sich Menschen mit einer ketogenen Ernährung gesünder und fitter. In den letzten Jahren ist diese Ernährungsform stark in Mode gekommen. Hollywood-Stars wie Megan Fox, Adriana Lima und Kim Kardashian schwören auf diese Ernährungsform. Die Besonderheit dieser Diät ist, dass sie sehr fettreich und proteinarm ist und so gut wie komplett auf Kohlenhydrate verzichtet.

Während die normale Ernährung aus rund 50 Prozent Kohlenhydraten, 30 Prozent Fett und 20 Prozent Eiweiß besteht, begrenzt die Keto-Diät die Kohlenhydrataufnahme auf rund vier Prozent. Das entspricht einer maximalen Menge von 20 Gramm täglich.

Da Kohlenhydrate auf ein Minimum reduziert werden, nimmt der Körper vorwiegend Fette auf. Experten empfehlen einen täglichen Fettanteil von bis zu 85 Prozent. Wer jetzt an Fast Food denkt, der liegt völlig falsch. Es handelt sich dabei um gesunde Fette, die in natürlichen Lebensmitteln stecken und den Stoffwechsel im Körper verändern, sodass die Fettreserven in Ketone bzw. Ketonkörper umgewandelt werden. Diese Ketone versorgen den Körper anschließend mit Energie.

Wer sich für diese Diät entscheidet, wählt automatisch eine gesündere Lebensweise. Zuerst bedarf es etwas Durchhaltevermögen und Motivation. Für die meisten Menschen bedeutet diese Ernährungsumstellung, große Veränderungen auf dem Speiseplan zu akzeptieren. Dinge, die sie normalerweise essen, und auch viele nährstoffreiche Lebensmittel wie Obst, bestimmtes Gemüse, Brot, Nudeln, Milch und Joghurt werden stark eingeschränkt. Aber wer sein Ziel kennt, wird von der ketogenen Ernährung begeistert sein.

Neben praktischem Anwenderwissen und Fakten zu geeigneten Lebensmitteln finden sich in diesem Buch viele wichtige Informationen und Tipps rund um die Diät. Mit diesem Wissen lässt sich das Potenzial der ketogenen Ernährung bei gesunden Menschen voll ausschöpfen. Wer an Stoffwechselerkrankungen, Leber- oder Nierenkrankheiten oder Problemen mit der Gallenblase leidet, sollte vor der Ernährungsumstellung mit dem Hausarzt sprechen.

Mit der ketogenen Diät das Optimalgewicht erreichen

Möglichkeiten, um abzunehmen und schlank zu werden, gibt es viele. Doch nicht jede Methode führt zum gewünschten Erfolg. Besonders mit zunehmendem Alter ist Abnehmen nicht immer leicht. Der Stoffwechsel funktioniert nicht mehr richtig oder verlangsamt sich. Die Körperfunktionen und

Organe lassen nach, die Muskeln bauen sich ab. Diese Faktoren gestalten die Gewichtsabnahme ab einem bestimmten Alter schwierig.

Hier kommt die ketogene Diät ins Spiel. Sie garantiert eine effektive Gewichtsreduktion und stellt eine der besten Möglichkeiten für einen schnellen und dauerhaften Gewichtsverlust dar. Mit ihr wird der Körper zur Fettverbrennungsmaschine. Viele Menschen nehmen bis zu drei Kilo in der Woche ab. Besonders Frauen haben die ketogene Ernährung aufgrund der vielen, vor allem gesundheitlichen Vorteile zum Lebensstil erkoren. Die Ernährungsumstellung ermöglicht es, den Körper neu zu definieren und ein vitales und schlankeres Aussehen zu erreichen. Das alles geht mit vergleichsweise wenig Aufwand und Qual einher. Denn die ketogene macht Spaß. Selbst das lästige Hungergefühl verschwindet bald, da die entstehenden Ketonkörper dieses unterdrücken und den Insulinspiegel konstant senken. Nach einiger Zeit ist übermäßiger Appetit vergessen.

Ketogene Ernährung als Therapie

Die großen Vorteile der ketogenen Ernährung erstrecken sich auch auf gesundheitliche Aspekte. Sie bietet den Vorteil, als Therapie eingesetzt werden zu können. Selbst bei schweren Erkrankungen wie Krebs, Diabetes, Alzheimer, Autoimmunerkrankungen, Epilepsie oder Arthrose kann diese Diät helfen. Zahlreiche Studien bestätigen das. Und es gibt noch weitere Indizien für ihre positive Wirkung, die später im Buch näher beschrieben werden. Was die Allgemeingesundheit betrifft, führt die Ernährungsumstellung zu niedrigen, stabilen Blutzuckerwerten, gutem Schlaf und besserer Stimmung. Wer sportlich aktiv ist, kann mit der ketogenen Diät die Leistungsfähigkeit verbessern.

Spaß und Erfolg mit ketogener Ernährung

Die Entscheidung für eine ketogene Ernährung ist von Erfolg geprägt. Selbst die schwierige Anfangsphase lässt sich mit einer Portion Motivation und einem klaren Ziel vor Augen durchhalten.

Mit einer Keto-Diät lassen sich erstaunliche Ergebnisse erzielen. Die persönliche Vorgeschichte spielt dabei keine Rolle. Selbst wer unter emotionalen Essstörungen, Heißhunger oder Stress leidet, oder schlichtweg zu wenig Zeit zum Kochen hat, wird die ketogene Ernährung in den persönlichen Speiseplan aufnehmen können.

Das Buch erklärt ...

> ➤ das Prinzip der Keto-Diät,
> ➤ den Weg in die Ketose,
> ➤ Vorteile und mögliche Schwierigkeiten,
> ➤ keto-freundliche Lebensmittel zum Abnehmen,
> ➤ die Keto-Diät in Kombination mit Intervallfasten,
> ➤ was es bei der Keto-Ernährung zu beachten gilt,
> ➤ und gibt viele nützliche Tipps und Tricks an die Hand.

Mithilfe dieses Buches können Einsteiger in die Keto-Diät schnell und gesund abnehmen. Sie lernen, dauerhaft schlank zu bleiben und mehr Energie zu gewinnen. Dabei geht es vor allem darum, zu lernen, was passt und guttut. Die ketogene Ernährung fest in den Alltag zu integrieren, bedeutet, sich von negativen Gedankenspiralen freizumachen. Das Wohlfühlgefühl führt dazu, mit sich im Reinen zu sein und den eigenen Körper nicht nur zu akzeptieren, sondern zu lieben. Die Motivation, die erreichte Figur zu halten, ist mit dieser Diät groß. Das Selbstbewusstsein steigt. Der ketogene Lebensstil ist erreicht.

2. Ketogene Ernährung – was ist das?

Die ketogene Ernährung reduziert Kohlenhydrate im Speiseplan stark. Sie erhöht stattdessen den Fettanteil im Essen, sodass der Körper in einen fastenähnlichen Zustand kommt. Auch Proteine spielen eine Rolle.

Ziel dieser Diät ist es, den Zuckerstoffwechsel in einen Fettstoffwechsel umzuwandeln. Dann ist der Körper in der Lage, Fettreserven abzubauen und in Energie zu transformieren. Um den Prozess verstehen zu können, sollte die Funktion des Zuckerstoffwechsels bekannt sein.

Dieser nutzt Traubenzucker, sprich Glukose, für die Energiegewinnung in den Zellen. Verarbeitet wird die Glukose vor allem von den roten Blutkörperchen im Blut und dem Gehirn. Um die Glukose im Körper herzustellen, sind Kohlenhydrate in Form von Stärke oder Haushaltszucker (darunter fallen Kristallzucker, Fruchtzucker, Vielfachzucker) notwendig. Diese finden sich in fast allen normalen Lebensmitteln, Fertigprodukten, Süßigkeiten, Backwaren, Fruchtsäften, Limonaden und Früchten.

Vereinfacht gesagt, bilden alle Zucker zusammen die Gruppe der Kohlenhydrate. Dazu zählen auch Ballaststoffe. Nur sind diese vom Körper nicht verwertbar. In den meisten Grundnahrungsmitteln wie Nudeln, Brot, Reis oder Kartoffeln steckt ein sehr hoher Anteil an Kohlenhydraten. Sie sorgen dafür, dass der Körper schnell Glukose freisetzt und dieses ins Blut abgibt. Das Blut befördert die Glukose mithilfe des Hormons Insulin in die Zellen. Der Blutzuckerspiegel steigt kurzzeitig an. Überschüssige Glukose wird mit dem Insulin entweder in den Muskeln eingelagert oder in Fett umgewandelt. Da die Menschen heute sehr viel Zucker mit der Nahrung aufnehmen, kommt es häufig zur Fettumwandlung. Sinkt zudem in essensfreien Zeiten der Blutzuckerspiegel stark ab, greift der Körper auf die Glykogenspeicher zurück oder produziert neue Glukose. Mit diesen Prozessen gleicht der Körper den Blutzuckerspiegel aus. Der Nachteil ist aber, dass durch diesen Kreislauf erneut überschüssiger Zucker in Fett umgewandelt wird und es so zu Fettpölsterchen kommt. Und genau diesen lästigen Fettpölsterchen geht die Ketose an den Kragen.

Was ist die Ketose?

Bei der ketogenen Ernährung wird die Glukose-Produktion weitestgehend unterbunden. Ähnlich wie beim Fasten ist der Körper in der Lage, aus Fett und Eiweiß Energie zu gewinnen. Durch den Fettstoffwechsel kommt es nach ein paar Tagen zu einer vermehrten Produktion von Ketonkörpern in der Leber. Diese bestehen überwiegend aus Fettsäuren und sind besonders wertvoll. Sie können praktisch von allen menschlichen Zellen als Energiequelle genutzt werden. Überschüssige Ketonkörper werden außerdem nicht in Körperfett verwandelt, sondern mit dem Urin oder durch den Atem ausgeschieden. So wird der gewünschte Gewichtsverlust und Abbau der Fettpölsterchen bewirkt.

Die Ketose ist erreicht, wenn viele dieser Ketonkörper im Blut schwimmen. Evolutionsbiologisch betrachtet, ist das für den menschlichen Körper der Normalzustand. Neben der ketogenen Ernährung lässt sich die Ketose übrigens auch mit anstrengender sportlicher Aktivität vorübergehend erreichen.

Der Speiseplan kann also ruhig aus weniger oder sogar gar keinen Kohlenhydraten bestehen. Der Körper muss dann auch keine überschüssige Glukose mehr in Fett umwandeln, sondern nutzt den Zuckerspeicher für die noch notwendigen Stoffwechselvorgänge.

Zudem kann der Mensch mit Aminosäuren und Abbauprodukten der Fette ohne Kohlenhydrate Glukose produzieren. Die Fettdepots, die bereits im Körper vorhanden sind, liefern außerdem doppelt so viel Energie wie Glukose. Sie werden bei der Ketose Stück für Stück abgebaut und die Fette in ihre Bestandteile zerlegt. Daraus kann der Körper die oben genannten Ketonkörper produzieren und gleichzeitig in der Leber neuen Zucker herstellen, ohne dass dieser durch die Nahrung zugeführt werden muss. Sprich, wer viele Fette mit dem Essen zu sich nimmt, braucht keinen Zucker mehr.

> Ketonköper sind kleine im Wasser lösliche Verbindungen. Sie lassen sich unkompliziert mit dem Blut in die jeweiligen Körperregionen transportieren. Auch Gehirn, Herz und Nieren erreichen sie rasch und unkompliziert, um diese mit Energie zu versorgen.

Was bedeutet das für die Ernährung? Jeder gesunde Mensch kann so gut wie komplett auf Kohlenhydrate verzichten. Der Körper benötigt lediglich genug Eiweiß und Fett. Eine kleine Menge an Glukose (die der Körper selbst bildet) reicht aus, um den Blutzuckerspiegel zu regulieren.

> Bei der ketogenen Ernährung müssen rund sechs bis acht Prozent Eiweiß und über 90 Prozent gesunde Fette pro Tag zu sich genommen werden. Die restlichen vier Prozent werden durch Kohlenhydrate gedeckt. Das entspricht rund 20 Gramm pro Tag. Normalerweise decken Erwachsene im Schnitt 50 Prozent der täglichen Ernährung mit Kohlenhydraten ab.

Mythos: Zucker wird zum Überleben gebraucht! Wie oft haben die Eltern oder Großeltern schon gesagt, man bräuchte aber ein bisschen Zucker zum Leben, wenn man mal wieder das Stück Torte verneinen wollte. Tatsächlich ist Zucker kein lebensnotwendiger Nahrungsbestandteil. Es stimmt zwar, dass das Gehirn täglich rund 150 Gramm Zucker (Glukose) benötigt, doch spätestens jetzt ist klar, dass der Körper diesen selbst produzieren kann. Und zwar allein aus Fett und Eiweiß. Die längste kohlenhydratfreie Diät unter klinischen Bedingungen wurde 1928 in den USA durchgeführt. Sie ging über zwölf Monate. Die beiden Testpersonen zeigten in diesem Zeitraum keine Mangelerscheinungen oder Nebenwirkungen. Im Gegenteil: Sie waren sogar leistungsfähiger.

- Liegt der Anteil an Glukose oder Kohlenhydraten bei unter 40 Gramm pro Tag, so stellt der Köper auf den Fettstoffwechsel um und produziert Ketonkörper. Der Hauptenergielieferant ist dann nicht die Glukose, sondern sind die Fettsäuren.
- Nach zwei bis fünf Tagen deckt der Körper bis zu 80 Prozent des Energiebedarfs durch Ketonkörper.
- Nervenzellen und Gehirn können ebenfalls auf eine Energieversorgung durch Fettsäuren umstellen.
- Viele traditionell lebende Völker essen extrem kohlenhydratarm.
- Untersuchungen haben ergeben, dass ketogene Ernährung das Abnehmen fördert und die Lebensqualität steigert.

Woher stammt die ketogene Ernährung?

Die ketogene Ernährung hat erst in den letzten Jahren an Popularität gewonnen. Sie kommt besonders als Diät zur Anwendung, um Fettpölsterchen zum Schmelzen zu bringen. Auch in wissenschaftlichen Studien findet die sie große Anerkennung. Ein neuer Trend ist diese Ernährungsform aber nicht. Die Geschichte der ketogenen Ernährung ist so alt wie die Menschheit.

Während heute eine kohlenhydratreiche Ernährung üblich ist, essen traditionell lebende Völker sehr kohlenhydratarm. Stoffe wie Zucker und Weißmehl, die heute den Speiseplan vieler Familien prägen, fehlten noch, als der Mensch Sammler und Jäger war. Der menschliche Organismus ist geschichtlich gesehen auf eine andere Ernährungsweise ausgerichtet. Sie beinhaltete vor allem Fisch, Fleisch und Pflanzen. Sprich, der Steinzeitmensch ernährte sich mit gesunden, natürlichen Fetten. Kohlenhydrate gab es kaum. Diese einfache, aber effektive Nahrungszufuhr wird von einigen Stämmen und Völkern bis heute genutzt. Denn die Ketose ist seit vielen Millionen Jahren ein überlebenswichtiger Faktor. Besonders in Zeiten, in denen zu wenige Kohlenhydrate in der Nahrung vorhanden waren, oder bei großen Hungersnöten wurde der Fettstoffwechsel vom Körper automatisch aktiviert.

Als vor rund 11.000 Jahren der Ackerbau den Weg zur neuen Ernährungskultur ebnete, wurde die traditionelle Ernährungsform immer mehr verdrängt. Heute konzentriert sich der Mensch meistens auf Fast Food und Fertiggerichte, die künstliche Zusatzstoffe wie Farbstoffe, Aromen und Konservierungsmittel enthalten. Sie sind nicht nur kalorien-, sondern auch kohlenhydrathaltig. Die fettbasierte Ernährungsweise scheint dagegen in Vergessenheit geraten zu sein. Aber das entstehende Sättigungsgefühl bei kohlen- und kalorienlastiger Nahrung hält bekanntlich nur kurz an. Es entsteht ein Teufelskreis.

Viele Menschen wundern sich, weshalb sie zunehmen oder übergewichtig werden, obwohl sie nicht übermäßig viel essen und Sport treiben. Wer seine Ernährung auf Keto umstellt, stellt auf den Ernährungsplan der Vorfahren um und bleibt somit gesünder und schlanker.

Stichwort Gesundheit: Auch hier hat die ketogene Ernährungsform eine lange Geschichte. Die heilenden Effekte waren schon in der Antike bekannt. Alte Schriften belegen, dass die Griechen der Antike diese Diät nutzten, um Epilepsie-Anfälle bei Patienten zu verringern. Seit den 1920er-Jahren kommt sie als Therapieform auch für andere Krankheiten zur Anwendung. Dr. Russell Wilder und sein Kollege Dr. Mynie Peterman kamen damals in einer Studie zum Schluss, dass eine Keto-Diät nachweislich bei epilepsiekranken Patienten die Zahl der Anfälle minimiert. Was die Griechen schon wussten, wurde von diesen beiden Ärzten aus Cleveland letztendlich wissenschaftlich bestätigt. Dennoch bleiben einige Ernährungsberater, Ärzte und Wissenschaftler skeptisch, weil sie überzeugt sind, dass Gehirn und Nerven nur mit Glukose Energie erhalten. Zwar widerlegte die Medizinische Fakultät der Harvard Universität in den 1960er-Jahren diese These – die dortigen Wissenschaftler konnten zeigen, dass die Ketonkörper genauso wie Glukose eine Energiequelle für Gehirn und Nerven sein können – die ketogene Diät wurde aber erst in ab den 1990er-Jahren weltweit in der Medizin anerkannt. Jetzt wird sie zur Behandlung und Therapie vieler Erkrankungen eingesetzt. Seit ein paar Jahren laufen Studien, welche die Wirkungen der Ketonkörper und der ketogenen Diät intensiv untersuchen.

Mit der ketogenen Ernährung zur ursprünglichen Ernährungsweise und Kulturtechnik zurückfinden: Ähnlich wie beim Fasten ist diese Diät tief in Ritualen verwurzelt und wird seit vielen Jahrhunderten für die Therapie von Epilepsie und anderen gesundheitlichen Problemen verwendet. Sie wirkt sich positiv und gesundheitsfördernd auf den natürlichen Organismus des Menschen aus, steigert die Leistung und sorgt für eine effektive Gewichtsabnahme.

Wie unterscheidet sich die ketogene Ernährung von Low Carb?

Die Low-Carb-Diät ist der ketogenen Ernährung ähnlich. Bei beiden Ernährungsformen wird hauptsächlich auf Kohlenhydrate verzichtet. Bei Low Carb werden aber keine konkreten Angaben zur maximalen Menge an Kohlenhydraten gemacht. Das variiert zwischen den verschiedenen Diätformen. Der Unterschied besteht darin, dass Low Carb nicht darauf ausgerichtet ist, die Ketose im Körper zu erreichen. Wer eine Low-Carb-Ernährung bereits ausprobiert hat, weiß, dass Zucker, Gemüse und Obst erlaubt sind und täglich gegessen werden dürfen. Darüber hinaus ist die Fett- und Proteinmenge ebenfalls nicht eindeutig geregelt. Low Carb bedeutet also allgemein gesprochen nichts anderes, als die tägliche Kohlenhydratmenge zu reduzieren.

Die Variante „Low Carb/Low Fat/High Protein" reduziert Kohlenhydrate und Fette. Ein großer Teil der täglichen Nahrung besteht aus Eiweiß. Diese Variante eignet sich wie die ketogene Ernährung ideal für einen schnellen Gewichtsverlust. Allerdings sollte sie nur sehr kurze Zeit zur Anwendung kommen, da Fette für den Körper lebenswichtig sind und nicht aus dem Speiseplan entfernt werden sollten.

Die Variante „Low Carb/High Fat" ähnelt der ketogenen Ernährung. Sie kann langfristig zur Anwendung kommen. Hier geht es darum, den Kohlenhydratanteil stark zu reduzieren. Der Fettanteil im Essen wird erhöht. Dennoch macht diese Diät ebenfalls keine genauen Angaben zu der jeweiligen Menge. Bei Keto hingegen darf die maximale Anzahl an Kohlenhydraten die Vier-Prozent-Marke nicht überschreiten (20 Gramm täglich).

- Bei der klassischen Low-Carb-Diät beträgt die Menge an Eiweiß und Kohlenhydraten rund ein Viertel. Fette machen in etwa die Hälfte des Energieumsatzes aus.
- Mit einer Low-Carb-Diät lässt es sich gesünder und bewusster leben. Dennoch kann diese Diätform Schwankungen im Blutzuckerspiegel hervorrufen.
- Die ketogene Ernährung dagegen zielt auf ein dauerhaftes Leben in Ketose ab.

3. Nutzen und Vorteile einer ketogenen Ernährung

Bevor das Buch im Detail erklärt, was bei der ketogenen Ernährung zu beachten ist und wie sie funktioniert, geht es in diesem Kapitel um den Nutzen sowie die Vorteile der ketogenen Diät. Grundsätzlich spricht bei gesunden Menschen nichts dagegen, sich für die ketogene Ernährungsweise zu entscheiden. Zumal sie sich auch langfristig anwenden lässt. Durch die ausgewogenen Anteile an Fett, Eiweiß und Gemüse dient sie der dauerhaften Erhaltung der Gesundheit. Darüber hinaus ist bekannt, dass sich der Keto-Speiseplan in vielen Bereichen positiv auf Körper und Geist auswirkt. Die Erfolge sind bei Männern und Frauen gleich. Besonders Frauen, denen es schwerer als Männern fällt, abzunehmen, berichten über die positiven Effekte. Sie bestätigen, dass sich die Gewichtsabnahme mit der ketogenen Ernährung einfacher gestaltet als mit Low Carb oder anderen Diäten. Ein Grund ist, dass der Heißhunger bei dieser kohlenhydratarmen Ernährungsweise außen vor bleibt.

So positiv wirkt sich die ketogene Ernährung auf den Körper aus

Was die ketogene Diät so interessant macht, sind ihre vielen positiven Wirkungen auf den Körper. Der wichtigste Aspekt ist für viele Anwender sicher die dauerhafte Fettverbrennung. Wer sich in Ketose befindet, verbrennt 24 Stunden am Tag Fett. Des Weiteren wird der oxidative Stress, sprich eine erhöhte Menge an reaktiven Sauerstoffverbindungen im

Körper, verringert. Sie gelten als Verursacher des Alterungsprozesses und sorgen für eine geringere Lebenserwartung. Wer an Bluthochdruck leidet, profitiert durch diese Ernährung von einer Herabsenkung. Generell wird das Immunsystem gestärkt und Allergien oder allergische Reaktionen lassen im Laufe der Zeit nach.

Zudem nehmen das Energielevel und die psychische Fitness deutlich zu. Die Erledigungen und Tätigkeiten des Alltags fallen leichter. Belastbarkeit und Ausdauer sind keine Fremdwörter mehr. Plötzlich bleibt neben Familie und Job sogar noch Kraft und Lust auf Sport und Bewegung. Und das ist auch der nächste positive Effekt. Mit der ketogenen Diät erhöht sich die sportliche Leistungsfähigkeit. Später wird auf diesen Punkt näher eingegangen. Neben einer Steigerung der Energie und Fitness unterstützt die Keto-Diät die Konzentrationsfähigkeit und Aufmerksamkeit. Sie wirkt sich positiv auf die kognitiven Fähigkeiten aus. Dazu zählen das Lernen, Erinnern, Denken und Wissen. Durch die Ketose kommt es zu einer vermehrten Bildung des Neurotransmitters GABA und des Hormons Serotonin, die unter anderem die Energie im Gehirn regulieren, Stress abbauen und für bessere Laune sorgen. Ein angenehmer Nebeneffekt ist, dass durch die Keto-Diät die sexuelle Lust zunimmt und bei Männern vermehrt Testosteron und bei Frauen Östrogen produziert wird.

> ➢ Frauen, die sich fettarm ernähren und sich kurz vor der Menopause befinden, leiden unter einem enormen Rückgang des Östrogenspiegels. Eine Studie hat gezeigt, dass fettreiche Diäten wie die Keto-Ernährung das Gegenteil bewirken können und den Östrogenspiegel wieder nach oben treiben (Rose et al., 1987).

Was überrascht, ist, dass Frauen, die ihre Ernährung auf die Keto-Diät umgestellt haben, nach einiger Zeit ihre Periode regelmäßig erhalten und zudem unter weniger

Menstruationsbeschwerden wie Bauch- und Kopfschmerzen oder Stimmungsschwankungen leiden. Die Blutungen sind durch die fettreiche Ernährung auch nicht mehr so stark. Frauen, die mit unregelmäßigen, stark schmerzenden und starken Perioden zu kämpfen haben, sollten eine Umstellung auf die ketogene Ernährung in Erwägung ziehen.

Schlafstörungen ade! Dank Keto

Rund jeder zehnte Mensch leidet in Deutschland unter schweren Schlafstörungen. Besonders das Durchschlafen fällt vielen schwer. Häufig haben Berufstätige zwischen 35 und 65 Jahren mit Schlafproblemen zu kämpfen. Umfragen zeigen, dass fast jeder mindestens einmal davon betroffen war, wenn auch oft nur kurzfristig. Nur wenige Betroffene gehen zum Arzt, um sich behandeln zu lassen. Die Folgen sind allzu bekannt: regelmäßige Erschöpfung und mögliche Fettleibigkeit (Capuccio et al., 2008). Eine Maßnahme für guten Schlaf ist die Umstellung auf die ketogene Ernährung. Dadurch wird das Gehirn mit mehr Energie versorgt, was sich, bei einem gleichzeitig verringerten Schlafbedürfnis, positiv auf die Schlafqualität auswirkt. Verantwortlich ist das durch die Ketonkörper vermehrt produzierte Hormon Serotonin. Dieses beruhigt den Körper und trägt zu mehr und besserem Schlaf bei. Serotonin wird in der Zirbeldrüse des Gehirns am Abend in Melatonin umgewandelt. Mehr Serotonin sorgt für mehr Melatonin und damit für einen tieferen Schlaf.

Schlechter Schlaf führt zu:

- ungewollter Gewichtszunahme
- erhöhtem Hungergefühl
- erhöhter Kalorienaufnahme
- reduziertem Fettabbau im Körper
- einem Abbau von Muskelmasse

Gesunde Zellen, Muskelaufbau und vermindertes Hungergefühl

Wie die vorliegende Grafik zeigt, wird das Hormon Ghrelin, durch die Aufnahme vieler Kohlenhydrate negativ beeinflusst. Sobald eine kohlenhydratreiche Mahlzeit zu sich genommen wird, steigt der Blutzuckerspiegel stark an, sodass der Körper erhöhte Mengen an Insulin ausschüttet, damit sich der Blutzuckerspiegel wieder reguliert. Es kommt zur „Unterzuckerung". Das wiederum führt dazu, dass das Hormon Ghrelin erneut in die Höhe schießt. Dieser schnelle Wiederanstieg lässt sich aber verhindern.

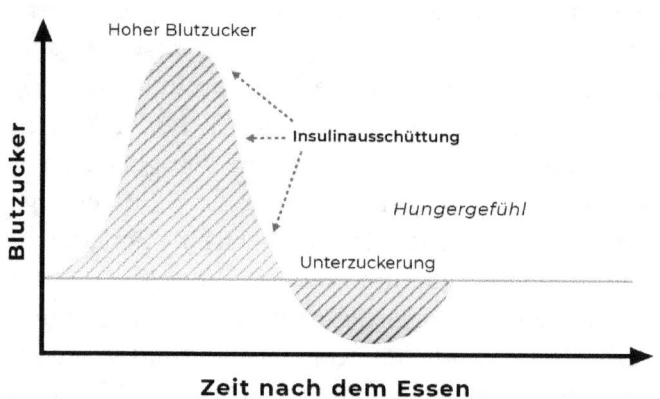

Abbildung 1: Hungerkreislauf bei normaler Ernährung (In Anlehnung an Kochketo.de)

Durch keine oder nur sehr wenige Kohlenhydrate in der täglichen Ernährung bleibt der Blutzuckerspiegel konstant, sodass sich das Hungergefühl stark reduziert. Das liegt auch daran, dass die zugeführte Nahrung für eine langanhaltende Sättigung sorgt. Der Gedanke an das Essen rückt automatisch in den Hintergrund. Da der Blutzucker konstant gehalten wird, benötigt der Körper weniger Insulin. Das bewirkt eine Zellreinigung und -erneuerung. Der Körper baut alte und kaputte Zellen ab und ersetzt sie durch neue. Gesunde Zellen erhalten durch die Ketose genügend Energie aus den Fetten. Das Aussehen erscheint vitaler und jünger.

Die Muskeln profitieren ebenfalls von der fettreichen Keto-Diät. Sie werden vom Abbau geschützt. Besonders, wenn auf dem täglichen Speiseplan entzündungshemmende Omega-3-Fettsäuren stehen. Sie reduzieren den muskelabbauenden Stoffwechsel. Viele Bodybuilder und Leistungssportler greifen deshalb auf die ketogene Diät zurück.

Die ketogene Ernährung wirkt sich also positiv auf die Energiegewinnung und Erhaltung des Körpers aus und bringt viele Vorteile und lebenserhaltende Effekte für den Organismus mit sich. An dieser Stelle lassen sich noch weitere gesundheitliche Aspekte aufzählen, doch das würde zu weit gehen. Die wichtigsten Vorteile sind natürlich in diesem Buch abgedeckt.

Ketogene Ernährung und Krankheiten: Heilung durch Diät

Der Heilungseffekt der ketogenen Ernährung ist groß. Deshalb kommt diese Diät heute in der medizinischen Therapie für verschiedenste Erkrankungen zur Anwendung. Vielen Patienten wird mittlerweile eine Ernährungsumstellung hin zur Keto-Diät empfohlen. Die Anwendungsmöglichkeiten sind vielfältig. Bisher kommt sie vor allem bei der Behandlung von Krebs, Epilepsie, Autoimmunerkrankungen, Diabetes und Alzheimer zum Einsatz. Aber auch Hauterkrankungen, Parkinson, Multiple Sklerose, Hirntumore, Migräne und Magen-Darm-Erkrankungen lassen sich damit behandeln.

Gynäkologen raten Frauen, die an dem polyzystischen Ovarsyndrom, kurz PCOS (einer Hormonstörung, die Zyklusprobleme verursacht), leiden, zu einer ketogenen Ernährung. Sie stellt die beste Behandlung von PCOS dar.

Im Folgenden werden kurz die wichtigsten Therapiemöglichkeiten mit der ketogenen Ernährung vorgestellt.

Keto-Diät gegen Diabetes

Diabetes ist eine weit verbreitete Krankheit. Statistiken zeigen, dass rund jeder zehnte Erwachsene auf der Welt an Diabetes leidet. Alleine in Deutschland gibt es täglich 500 Neuerkrankungen.

Rund 90 Prozent der Betroffenen leiden an Diabetes Typ 2, einer durch den Stoffwechsel hervorgerufenen Störung. Der Körper produziert zwar Insulin, aber die Wirkung ist stark vermindert, da der Transportweg über das Blut in die Zelle gestört ist. Dies wird oft als Insulinresistenz bezeichnet.

Diabetes Typ 1 dagegen ist eine Autoimmunerkrankung. Der Körper ist dann nicht in der Lage, Insulin (oder nicht ausreichend Insulin) zu produzieren. Dieser Stoff wird dringend benötigt, um den Zucker (Glukose) in die Zellen zu transportieren. In der Folge leiden Betroffene an einem sehr hohen Blutzuckerspiegel sowie diabetischer Ketoazidose (Übersäuerung in Folge von Überzuckerung, die lebensgefährlich sein kann).

In den letzten Jahren gab es zahlreiche Forschungen und Studien zu Diabetes und der Keto-Diät. Mit eindrucksvollen Ergebnissen. Bei einer im Jahr 2018 veröffentlichten Studie von Doktor Sarah Hallberg vom Virta Health Zentrum der Universität in Lafayette in den USA zeigte sich, dass Patienten mit Diabetes Typ 2, die sich ketogen ernähren, nicht nur ihr Gewicht erfolgreich reduzieren, sondern auch den überhöhten Blutzuckerspiegel (HbA1c-Wert) stark herabsenken konnten (von 7,6 auf 6,3 Prozent). Des Weiteren benötigten zwei Drittel der Studienteilnehmer nach einem Jahr keine Antidiabetika mehr (Hallberg et al., 2018). Sogar die Insulintherapie war danach bei fast allen Teilnehmern überflüssig geworden.

- Bei gesunden Menschen liegt der HbA1c-Wert bei fünf Prozent. Bei Diabetes Typ 2 ist dieser auf 6,5 bis 7,5 Prozent erhöht.
- Obwohl nicht alle Ärzte der Meinung sind, dass eine Keto-Diät bei Diabetes Typ 2 angemessen ist, zeigen Studienergebnisse, dass diese Form der Ernährung sehr wohl zu einer Verbesserung des Blutzuckerspiegels führt und den Diabetes verringert.

Die Ernährungsumstellung wird von Ärzten vor allem beim Diabetes Typ 2 empfohlen. Eine Umstellung auf die ketogene Ernährung sollte aber nur unter Anleitung des Arztes durchgeführt werden, damit es zu keinen Wechselwirkungen mit Medikamenten oder der Insulintherapie kommt.

Die Vorteile der Keto-Diät ergeben sich übrigens nicht nur bei Patienten mit Diabetes Typ 2. Auch bei übergewichtigen Menschen, deren Risiko, an Diabetes zu erkranken, hoch ist, zeigt die ketogene Ernährungsumstellung eine Verbesserung des Stoffwechsels und eine enorme Gewichtsabnahme. Das Diabetesrisiko lässt sich also mit der ketogenen Ernährung stark verringern (Kempf et al., 2018).

Die Studienergebnisse werden durch positive Erfahrungsberichte von Diabetikern verstärkt. Sie berichten, dass ihr Blutzuckerspiegel mit der Keto-Diät stabiler und auch niedriger wurde.

Ketogene Ernährung bei einer Autoimmunerkrankung

Autoimmunerkrankungen sind Krankheiten, bei denen sich das Immunsystem gegen den eigenen Körper wendet und Gewebe und Zellen als Fremdkörper ansieht. Sprich, das Immunsystem bekämpft sie wie einen Virus und versucht, sich vor diesen zu schützen. In der Folge kommt es im Körper zu Störungen oder Entzündungen, auch können Organe in Mitleidenschaft gezogen werden und nicht mehr richtig funktionieren. In der Medizin wird zwischen systemischen und organspezifischen Autoimmunerkrankungen unterschieden.

> **Zu den Autoimmunerkrankungen zählen unter anderem**: Blutgerinnungsstörungen, Bindegewebsverhärtungen, Multiple Sklerose, Diabetes Typ 1, Colitis ulcerosa, die Basedow-Krankheit und rheumatoide Arthritis.

Eine ketogene Ernährung ist bei einigen Autoimmunerkrankungen eine sinnvolle Therapie. Sie kann diese Krankheiten zwar nicht heilen, aber die Symptome abschwächen. Zudem wird durch die Keto-Diät der Glutathion-Wert im Körper erhöht. Dieser Stoff spielt bei der Entgiftung eine wichtige Rolle. Menschen, die an einer Autoimmunerkrankung leiden, haben oft einen Mangel an Glutathion.

Besonders spannend ist, dass die Ketonkörper, die bei der Keto-Diät produziert werden, entzündungshemmende Eigenschaften haben und zudem für die Myelinbildung sorgen, die unter anderem bei der Autoimmunkrankheit Multiple Sklerose gestört ist.

> ➤ Für Menschen mit einer Autoimmunerkrankung stellen Ketonkörper eine interessante Therapie dar.

Da die Forschung hier noch am Anfang steht, ist es sinnvoll, vor einer Diät mit dem behandelnden Arzt zu sprechen.

Krebsheilung mit ketogener Ernährung unterstützen

Krebszellen sind abhängig von Zucker. Sie haben sogar einen ausgeprägten Zuckerhunger. Das fand der deutsche Nobelpreisträger Otto Warburg bereits vor über 80 Jahren heraus. Die bösartigen Krebszellen gewinnen einen Großteil ihrer Energie dadurch, dass sie Zucker, sprich Glukose, vergären. Denn sie können ihre Energie nicht durch Sauerstoff gewinnen. Das bedeutet: Damit die Krebszellen wachsen können, benötigen sie große Mengen an Glukose. Bei einer normalen, kohlenhydratreichen Ernährung ist genau das der Fall. Der Körper erhält durch die Kohlenhydrate ausreichend Zucker.

Hier gilt: Je höher der Blutzuckerspiegel ist, umso besser sind die Krebszellen mit Energie versorgt. Krebspatienten, die ihre Ernährung auf Keto umstellen, können den Blutzuckerspiegel absenken und somit die Zuckerversorgung der Krebszellen reduzieren. Dadurch lässt sich das Wachstum der bösartigen Zellen hemmen und in einigen Fällen sogar das Bilden von Metastasen verringern. Außerdem haben Wissenschaftler herausgefunden, dass Krebszellen nichts mit Ketonkörpern anfangen und über diese keine Energie gewinnen können. Die ketogene Ernährung ist deshalb ein interessanter Ansatz, um die Krebstherapie zu unterstützen. Erfahrungen mit Krebspatienten zeigten, dass diese Art der Ernährung möglicherweise den Krankheitsverlauf verlangsamen kann. Zudem verbessert sie die Lebensqualität der Patienten.

> ➢ Erste Forschungsergebnisse aus den USA haben ergeben, dass ketogene Ernährung in Kombination mit Chemotherapie positive Effekte erzielen kann.

> Verschiedene Studien kamen zu dem Ergebnis, dass bei einer ketogenen Ernährung zum Teil das Tumorwachstum verringert werden kann.
> Eine wissenschaftliche Anerkennung der ketogenen Ernährung zur Krebstherapie gibt es noch nicht.
> Krebspatienten profitieren durch diese Diät in jedem Fall.

> Nicht jede Krebsart und jeder Tumor lebt durch einen Gärungsstoffwechsel, sprich, ist auf große Mengen Zucker angewiesen und hat die Fettsäureverbrennung abgeschaltet. Aber so gut wie jeder Krebs löst im gesunden Gewebe eine gesteigerte Insulinresistenz aus. Das bedeutet, der Bedarf an Fett und Eiweiß erhöht sich. Die ketogene Ernährung ist deshalb in allen Fällen sinnvoll.

Damit es in Zukunft aussagekräftigere Ergebnisse zur ketogenen Ernährung und ihrer Effekte auf Krebserkrankungen gibt, laufen derzeit weitere Studien wie zum Beispiel am Dr. Senkenbergischen Institut für Neuroonkologie der Universität Frankfurt.

Keto verlangsamt Alzheimer

Die Alzheimer-Forschung ist mittlerweile so weit, dass sie weiß, dass ein Energiemangel im Gehirn die Ursache für die Erkrankung ist. Mit Ketonkörpern lässt sich dieser Mangel ausgleichen und der kranke Stoffwechsel abschwächen. Demenz- und Alzheimer-Patienten, die auf die ketogene Ernährung umstellen, erhalten so mehr Energie für das Gehirn. Die Keto-Diät hat einen weiteren Effekt: Sie reduziert den Bluthochdruck und reduziert die Ansammlung von Beta-Amyloid-Proteinen, die eine weitere Ursache für Alzheimer und Demenz darstellen. Generell gesagt, werden die biochemischen Abläufe im Gehirn durch die Ketose positiv beeinflusst. Aussagekräftige Studien zur Wirksamkeit der Keto-Diät bei Alzheimer gibt es leider noch nicht. Viele Wissenschaftler und Ärzte sind aber davon überzeugt, dass eine Ernährungsumstellung auf Keto positive Effekte auf Denken und Gedächtnis bei Alzheimerpatienten hat.

Ketogene Ernährung zur Therapie von Epilepsie

Bei der Epilepsie handelt sich um eine Krankheit, die Anfälle durch abnorme elektrische Entladungen im Gehirn verursacht. Die Anfälle können durch Medikamente unter Kontrolle gebracht werden. Allerdings können die Arzneimittel mit der Zeit unwirksam werden. Hier kann eine spezielle Ernährung helfen. Deshalb ist die ketogene Diät seit vielen Jahren eine der Therapiemethoden bei Epilepsie. Und zwar sowohl bei Erwachsenen als auch bei Kindern. Erste Forschungen fanden vor rund 100 Jahren in den USA statt. Dabei zeigte sich, dass an Epilepsie leidende Patienten, vor allem Kinder, mit einer ketogenen Ernährung weniger Anfälle erlitten. Ein Grund ist, dass durch den Fettstoffwechsel die hirnelektrische Aktivität stabilisiert wird. Die ketogene Ernährung als Ergänzung zur klassischen Behandlung sollte jedoch nur unter Anleitung stattfinden. Zudem müssen bestimmte Defekte, die eine Begleiterscheinung der Epilepsie sein können, wie ein Glukosetransporter-Defekt ausgeschlossen sein. Ansonsten sind die Erfolge mit der ketogenen Ernährung enorm: Im Durchschnitt haben Epilepsiekranke dank dieser Diät mindestens 50 Prozent weniger Anfälle.

Warum wirkt die Keto-Diät bei Epilepsie so gut?

Noch ist die positive Wirkung nicht ganz geklärt. Wissenschaftler vermuten, dass die Ketose die Energieproduktion im Gehirn erhöht und dafür sorgt, dass der inhibitorische Neurotransmitter GABA vermehrt freigesetzt wird. Das wiederum vermindert die Entstehung freier Sauerstoffradikale. Zudem gibt es Hinweise, dass

> die Ketone zur Stabilisierung der synaptischen Funktion beitragen und die Krampfbereitschaft im Gehirn senken (Kossoff et al., 2009 und Mosek et al., 2008).

Ketogene Diät als Prävention

Wer sich ketogen ernährt, kann verschiedene Risikofaktoren, die sich mit zunehmendem Alter erhöhen, abschwächen. Ideal ist die ketogene Diät für die Prävention von Krebs, chronischen Erkrankungen, hohem Blutzucker, Herz-Kreislauf-Problemen und Bluthochdruck. Auch als Präventionsmaßnahme für typische Frauenkrankheiten führt kein Weg an der Keto-Diät vorbei. Sie kann sogar Regelbeschwerden, die einen schon ein Leben lang begleiten, ein Ende bereiten. Symptome wie Kopfschmerzen oder Stimmungsschwankungen lassen sich abschwächen oder sogar verhindern.

Die ketogene Ernährung sorgt zudem ganz allgemein für eine gute Gesundheit. Zum einen verhindert sie eine mögliche Gewichtszunahme, besonders, wenn keine Zeit für Sport da ist. Zum anderen gleicht sie den Hormonhaushalt aus. Des Weiteren kann diese Ernährungsform einen hohen Cholesterinwert vorbeugen. Denn bei der ketogenen Ernährung wird auf gesunde Fettquellen gebaut.

Dauerhafter Gewichtsverlust durch ketogene Ernährung

Die ketogene Diät eignet sich ideal für einen schnellen und hohen Gewichtsverlust. Diese Diät ist sogar eine der effektivsten und energieschonendsten Abnehmmethoden, die es derzeit gibt.

Zwei Studien (Manninen AH, 2004 und Volek et al., 2009) beschäftigten sich mit kohlenhydratarmen Ernährungsweisen und verglichen diese miteinander. Bei einer der Studien erhielten die Teilnehmer täglich 1500 kcal, und zwar über drei Monate. Die Teilnehmer wurden in Gruppen unterteilt und erhielten verschiedene Diäten. Das Ergebnis war, dass zwar alle Probanden Gewicht abgenommen hatten, doch die der extremen Low-Carb-Gruppe, sprich der ketogenen Ernährungsform, das meiste Gewicht verloren. Die ketogene Diät ermöglichte die beste Fettverbrennung und zählte deshalb in der Studie zu den erfolgreichsten Methoden, um in kurzer Zeit viel Körpergewicht zu verlieren. Sie war um einiges effektiver als jede Low-Carb- oder Low-Fat-Diät.

Weitere Untersuchungen zeigten ebenfalls, dass die Keto-Diät bei übergewichtigen Menschen die Kilos purzeln lässt und viel Körperfett abbaut. Wer seine Blutfett- und Blutzuckerwerte verbessern und gleichzeitig wieder in Form kommen will, sollte die Ernährung auf Keto umstellen. Bei dieser Ernährungsform gibt es auch keinen Geschlechterunterschied. Frauen erleben einen genauso raschen Gewichtsverlust wie Männer.

Frauen, die sich in der Menopause befinden, nehmen oft ungewollt zu. Leider handelt es sich meistens um eine beträchtliche Gewichtszunahme. Auch der Bauchumfang wird größer. Da entsteht schnell das Gefühl, die Kontrolle über den eigenen Körper verloren zu haben. Das geht vielen Millionen Frauen auf der Welt in den Wechseljahren so. Mit einer ketogenen Ernährung lässt sich zum Glück eine Gewichtsabnahme und Verbesserung der Gesundheit in der Menopause erreichen.

> Wissenschaftler haben festgestellt, dass sich die Stoffwechselprozesse in den Wechseljahren um etwa 50 Kalorien pro Tag verlangsamen. Zudem haben die betroffenen Frauen mehr Heißhungerattacken. Auch kommt es zu einer Bewegungsunlust und einem Muskelabbau, was das Problem der

Gewichtszunahme verschlimmert. Die Keto-Diät hat schon vielen Frauen in den Wechseljahren geholfen. Sie lindert die Symptome und sorgt dafür, das Gewicht konstant zu halten oder zu reduzieren.

Bevor in diesem Buch erklärt wird, wie die ketogene Diät in der Praxis abläuft, behandelt das folgende Kapitel die möglichen Nachteile und Nebenwirkungen, die bei der Ernährungsumstellung, vor allem am Anfang, aufkommen können.

4. Mögliche Nachteile – worauf bei der Keto-Diät achten?

Wer die ketogene Ernährung ausprobieren will, sollte sich auch über mögliche Nebenwirkungen und Nachteile informieren. Denn diese Diät unterscheidet sich stark von den allgemeinen Empfehlungen für eine gesunde Ernährung. Viele nährstoffreiche Lebensmittel verschwinden vom Speiseplan. Wer eine Familie hat und für diese kocht, wird es am Anfang schwer haben. Zumal das Mittag- oder Abendessen fester Bestandteil des sozialen Miteinanders ist. Mit Keto muss sich eingeschränkt werden, und zwar vor den Augen aller anderen. Das kann eine große Herausforderung bei der Ernährungsumstellung darstellen, auch wenn sich die Mühe am Ende mehr als lohnt.

Interessierte sollten deshalb sichergehen, dass die Keto-Diät für sie geeignet ist. Wie bereits beschrieben, ist bei bestimmten Krankheiten Abstand von der ketogenen Ernährung zu nehmen.

Die Diät wird unter anderem nicht empfohlen bei:

> - Pankreaserkrankungen
> - Lebererkrankungen
> - Schilddrüsenproblemen oder Schilddrüsenkrankheiten
> - Gallenblasenerkrankungen

Auch Untergewichtige sowie Patienten mit Herzerkrankungen sollten die Keto-Dät meiden oder dies zumindest im Vorfeld mit einem Arzt besprechen und sich untersuchen lassen.

Die Gesundheitsrisiken bei gesunden Menschen, die auf die ketogene Ernährung umstellen, sind in der Regel gering. Dennoch kann die Diät eine Belastung für den Körper darstellen. Der Organismus stellt auf Fettstoffwechsel um, und das geht nicht von heute auf morgen. Es ist ein Prozess von mehreren Tagen, manchmal Wochen, bis der Körper vermehrt Ketonkörper produziert und in die Ketose kommt. In dieser Zeit treten manchmal Nebenwirkungen auf. Das ist ein Grund, warum Ärzte und Ernährungsforscher nicht immer von diesem Ernährungskonzept überzeugt sind. Aber den Kritikern sei gesagt, dass viele Nebenwirkungen und Nachteile durch eine falsche Anwendung entstehen und sich vermeiden lassen.

Allgemeine Nebenwirkungen, die bei der Keto-Diät auftauchen können

Eine Kurzzeit-Nebenwirkung der ketogenen Diät ist die Keto-Grippe. Sie tritt häufig am Anfang der Ketose auf. Zu den mittelfristigen Nebenwirkungen zählen Kopfschmerzen, Müdigkeit, Übelkeit, Bauchweh, Verstopfung oder Durchfall sowie Nierensteine. Des Weiteren führt die Ketose im Einzelfall zu Mundgeruch (wenn überschüssige Ketonkörper ausgeatmet werden) sowie dem Entstehen von Hautunreinheiten und Pickeln. Einige Keto-Erfahrene berichten, dass zu Beginn der Diät ihre Leistungsfähigkeit abnahm und sie an Schlafstörungen litten. Ab und zu kann es auch zu Haarausfall und Dermatitis kommen. Langzeitrisiken sind allerdings wenige bekannt. Wenn die ketogene Ernährung dauerhaft über mehrere Jahre praktiziert wird, können aber Nierenprobleme, Lebererkrankungen und Vitamin- und

Nährstoffmangel entstehen. Es kann zudem zu einer vermehrten Harnsäureproduktion kommen, die unter anderem Gicht verursacht.

Die genannten Nebenwirkungen treten nur bei einem kleinen Teil der Keto-Anwender auf. Zudem hängen sie oft mit der aktuellen Lebenssituation zusammen. Wer viel Stress hat, gerade Probleme lösen muss, eine Trennung hinter sich hat oder aus anderen Gründen aus dem Gleichgewicht gekommen ist, hat eher mit Nebenwirkungen zu kämpfen.

- Das Reduzieren von Ballaststoffen kann bei einigen Menschen zu Verstopfungen führen. Hier ist es ratsam, in vorheriger Absprache mit dem Arzt ein Ballaststoffpräparat einzunehmen.
- Ob die Diät aufgrund des hohen Gehalts an gesättigten Fettsäuren das Risiko für Herzkrankheiten erhöhen kann, ist weder bewiesen noch untersucht worden.

Was ist mit dem Jo-Jo-Effekt?

Wer schon mehrere Diäten ausprobiert hat, weiß, dass der Jo-Jo-Effekt oft nicht ausbleibt. Einige Kritiker der ketogenen Ernährung behaupten, dass es auch bei dieser Ernährungsform zu diesem Effekt kommt. Grundsätzlich lässt sich ein Jo-Jo-Effekt nie ganz ausschließen. Aber im Gegensatz zu konventionellen Diäten kann dieser bei der Keto-Diät mit einigen Tricks verhindert werden. Zum Beispiel mit:

- einem nährstoffreichen Speiseplan und regelmäßig Sport
- einer langsamen Um- und Zurückstellung der Ernährungsweise
- der Kohlenhydratmenge, die auch nach dem Ende der Diät möglichst gering gehalten werden sollte

Keto-Grippe und Keto-Atem

Die sogenannte Keto-Grippe tritt meistens in den ersten Tagen der Ernährungsumstellung auf. Sie verursacht verschiedene körperliche Beschwerden. Oftmals handelt es sich um klassische Symptome einer Grippe wie Abgeschlagenheit, Müdigkeit, Energielosigkeit, Konzentrationsschwäche sowie Kopf- und Bauchschmerzen. In einigen Fällen kommen Übelkeit und Durchfall dazu. Auch Schlafprobleme, Heißhunger auf Süßes und ein körperliches Schwächegefühl machen sich bemerkbar. Diese von der Keto-Grippe verursachten Nebenwirkungen setzen nur in der Anfangszeit ein. Sobald der Körper den Stoffwechsel umgestellt hat und die Ketose einsetzt, klingen die Symptome von alleine wieder ab. Glücklicherweise leiden nicht alle, die diese Diät beginnen, darunter.

Wer die grippeähnlichen Symptome verhindern oder lindern will, sollte die Ernährungsumstellung langsam und schrittweise durchführen. Auf diese Weise hat der Körper mehr Zeit, um sich an die Keto-Diät zu gewöhnen. In den folgenden Kapiteln wird dies ausführlich erklärt. Genetik, Flüssigkeits- und Elektrolythaushalt nehmen ebenfalls Einfluss auf die Entstehung der Keto-Grippe. Hier ist es ratsam, dem Körper hochwertige Fette zuzuführen und viel Wasser zu trinken. Denn Symptome wie Kopfschmerzen und Müdigkeit haben oft mit Dehydration zu tun. Meersalz, Avocados und grünes Gemüse sorgen in der Anfangsphase für ausreichend Elektrolyte und mildern die Keto-Grippe ab.

Ernährungsexperten raten zudem, während der Eingewöhnungsphase auf intensiven Sport, bei dem die Muskeln extrem belastet werden, zu verzichten. Leichtere Sportarten sind aber erlaubt und erwünscht. Ein kurzer Spaziergang oder eine gemütliche Fahrradtour sind in Ordnung. Auch Yoga ist ideal, um den Körper bei der Umstellung zu unterstützen.

Gegen begleitende Symptome wie Schlafstörungen, Müdigkeit oder Abgeschlagenheit hilft es, den Kaffeekonsum einzuschränken und Smartphones und Laptops aus dem Schlafzimmer zu verbannen. Zudem braucht der Körper ausreichend Ruhe. Das bedeutet: mindestens acht Stunden Schlaf.

Um dem Körper die Ernährungsumstellung möglichst schonend beizubringen, ist Achtsamkeit gefragt. Es ist gut, sich eine Auszeit zu gönnen, Zeit für sich nehmen und Selbstachtsamkeit zu üben. Auch geht es bei der Diät nicht darum, etwas zu erzwingen. Umso weniger Zwang dahinter ist, desto besser gelingt die Ernährungsumstellung.

> Die Ursache der Keto-Grippe ist das Umstellen vom normalen Zuckerstoffwechsel auf den Fettstoffwechsel. Da der Körper dafür auf die gewohnten Kohlenhydrate verzichten muss, weiß er zuerst nicht, wie er reagieren soll. Deshalb kommt es vorübergehend zu Entzugserscheinungen. Die Stärke der Grippesymptome hängt übrigens damit zusammen, wie viele Kohlenhydrate vor der Diät täglich gegessen wurden. Wer sich vor der ketogenen Diät schon Low Carb ernährt oder die Kohlenhydratmenge reduziert hat, muss keine großen Nebenwirkungen bei der Umstellung fürchten.

Was ist Keto-Atem und wie kann er verhindert werden?

Eine der lästigsten Nebenwirkungen bei der ketogenen Ernährung ist schlechter Atem, auch Keto-Atem genannt. Dieser lässt sich leider nicht ganz vermeiden. Wenn der Körper in Ketose ist, scheidet er überschüssige Ketonkörper durch den Urin oder die Atmung aus. Dies kann zu einem metallischen, scharf-sauren Geschmack im Mund und in der Folge zu Mundgeruch führen. Und das ist natürlich unangenehm. Aber es gibt gute Nachrichten. Der üble Keto-Atem lässt sich verhindern oder zumindest abschwächen. Zudem kommt der unangenehme Mundgeruch meist nur zu Beginn der Ernährungsumstellung vor. Und zwar, wenn der Körper die Ketose noch nicht so gut nutzen kann.

Wer den Ketose-Mundgeruch den Kampf ansagen will, sollte nicht zu viele Proteine und Eiweiße essen, denn zu viel davon kann zu überschüssigem Ammoniak führen. Dieses wird durch die Atmung nach außen gebracht und riecht leider unangenehm. Des Weiteren sollte während der Diätphase selbstverständlich auf eine gute Mundhygiene geachtet werden. Die Bakterien im Mund – und davon gibt es jede Menge – vermehren sich bei ketogener Ernährung. Es handelt sich dabei um anaerobe Bakterien. Sie sind auch bei normaler Ernährung für den Mundgeruch verantwortlich und verstecken sich gerne in den Zahnzwischenräumen.

Verstärkt wird der Keto-Atem auch, wenn zu wenig Flüssigkeit im Körper vorhanden ist. Deshalb sollte während der Diät genug getrunken werden. Ein weiterer Tipp, um den Keto-Atem zu verhindern, ist Chlorophyll. Dieses befindet sich in grünem Gemüse, aber auch in Kräutern wie Brennnessel, Petersilie, Minze und Löwenzahn. Das Chlorophyll hilft bei der Entgiftung des Körpers und unterstützt die Bildung von roten Blutkörperchen. Und es reduziert den Mundgeruch. Wenn das nichts nützt, kann der Mund einmal am Tag für zehn Minuten mit Olivenöl gespült werden. Alternativ hilft auch ein Zitronenstückchen: Dieses einfach in den Mund legen und lutschen. Zitrone hat eine antibakterielle Wirkung und tötet schlechte Mundbakterien ab.

Unterversorgung durch Vitaminmangel

Ketogene Ernährung ist gesund und wenn sie richtig angewendet wird, stellt sie eine ausgewogene Ernährungsform dar. Sie kann problemlos den Vitamin- und Mineralienbedarf decken. Eine Voraussetzung dafür sind die richtigen Lebensmittel und eine korrekte Zubereitung. Genau das ist am Anfang nicht ganz einfach. Vor allem, weil die Keto-Diät auf zahlreiche Lebensmittel verzichtet, die automatisch viele wichtige Nährstoffe enthalten. Unter anderem werden Vollkornprodukte, Brot, Nudeln, Reis, Kartoffeln, Getreide jeder Art, Milch und Joghurt vom Speiseplan verbannt oder kommen nur in kleinen Mengen vor. Auch Obst und Gemüse fallen weitestgehend durch das Raster. Schließlich ist es das Ziel, die Kohlenhydrate auf maximal 20 Gramm pro Tag zu beschränken. Daher ist die Aufnahme von Folsäure und Vitaminen wie Vitamin A, C und K unter der ketogenen Ernährung relativ gering.

Wenn der Speiseplan nicht genau durchdacht ist, kann es also zu einer Unterversorgung und damit zu einem Mangel an Vitaminen und Mineralstoffen kommen. Für viele ist die Umstellung aus diesen Gründen zuerst nicht leicht. Die Keto-Diät erfordert große Veränderungen. Wichtig ist, darauf zu achten, dass die Ernährung nicht einseitig wird. Zumal es leicht ist, sich bei der Diät auf tierische Produkte, vor allem Fleisch und Fisch, zu konzentrieren. Doch eine zu fleischlastige Nahrungszufuhr führt ebenfalls zu Mängeln. Außerdem sorgt sie für einen erhöhten Cholesterinspiegel und andere Probleme.

Da der Körper bei der Ketose mehr Flüssigkeit und Salze ausschüttet, gehen auch viel Kalium, Magnesium und andere Elektrolyte verloren, die aber bei der Verdauung helfen und wichtige zell- und muskelstärkende Funktionen haben. Des Weiteren sorgen sie für einen guten Schlaf. Ein Mangel führt zu Muskelkrämpfen, Kopfschmerzen und Verstopfung. Aus diesem Grund dürfen sie bei der ketogenen Ernährungsumstellung nicht zu kurz kommen. In einigen Fällen kann es sinnvoll sein, Nahrungsergänzungsmittel einzunehmen, um zu Beginn der Diät Mangelerscheinungen vorzubeugen.

- In der Regel kommt es bei der ketogenen Ernährung zu einem erhöhten Risiko eines Magnesiummangels. Viele Lebensmittel mit einem hohen Anteil an Kohlenhydraten haben gleichzeitig einen hohen Anteil an Magnesium. Der Mineralstoff ist im Zusammenhang mit der Keto-Diät wichtig, da er den Blutzuckerspiegel reguliert.
- Ein Vitamin, das bei der ketogenen Ernährung zu kurz kommen kann, ist Vitamin D. Viele Menschen haben einen Mangel an diesem Vitamin, besonders in den Wintermonaten, wenn die Sonne kaum scheint. Zwar beinhalten viele Lebensmittel Vitamin D, doch eine ausreichende Vitaminaufnahme nur durch die Ernährung ist kompliziert. Hier ist es sinnvoll, sich mit Vitamin D-Kapseln zu helfen. Übrigens: Das Vitamin kann die Symptome der Keto-Grippe abschwächen.

Mögliche Nebeneffekte durch falschen Fleischverzehr

Die Grundlage der ketogenen Ernährung bilden Fette und somit auch viel Fleisch und Fisch. Insbesondere Fleisch steht bei der ketogenen Diät im Fokus. Alle Fleischarten sind erlaubt: Huhn, Rind, Schwein, Wild oder Geflügel – sie alle haben keine Kohlenhydrate. Ernährungsexperten raten zu Fleischstücken mit hohem Fettgehalt. Auch Speck eignet sich sehr gut für die Diät.

Allerdings ist es wichtig, beim Verzehr von Fleisch und Fisch auf die Qualität zu achten. Abgepacktes und eingeschweißtes Fleisch und Wurstwaren sollte man besser meiden. Diese sind verarbeitet und enthalten Zucker oder künstliche Zusatzstoffe, oder es handelt sich um Fleisch aus der Massentierhaltung. Grundsätzlich ist es sinnvoll, ein paar Euro mehr zu investieren (Geld wird schließlich eingespart, da keine Süßigkeiten mehr eingekauft werden) und Biofleisch zu kaufen. Und zwar am besten mit Bio-Zertifikat. Das garantiert eine hohe Qualität und – was viele nicht wissen – eine hochwertige Zusammensetzung der Fettsäuren.

> Wenn mal keine Zeit da ist, zum Biometzger zu gehen, dann kann auf abgepacktes Fleisch, Salate, Kochschinken oder Mettwurst zurückgegriffen werden. Aber hier bitte zuvor auf dem Etikett die Inhaltsstoffe und Zutaten überprüfen.

Was Fisch und Meeresfrüchte angeht, so eignen sich fettige Fische für die Keto-Diät am besten. Dazu zählen Forelle, Karpfen, Makrele, Lachs, Thunfisch, Flunder und Forelle. Auch hier gilt: nur Biofisch, am besten aus nachhaltigem Fang oder biologischer Aquakultur. Eingelegte Sardinen und Heringe zählen ebenfalls zu den fettigen Fischsorten. Sie ergänzen die ketogene Ernährung ideal. Damit die Ernährung auf Fleischbasis nicht zu einseitig wird, was langfristig gesehen schädlich für die Gesundheit werden kann, sind mehr als drei Fleischmahlzeiten in der Woche nicht empfehlenswert.

Fast Food zählt nicht zur Keto-Diät

Wer an fetthaltige Ernährung denkt, hat automatisch Pommes, Burger, Pizza und Ähnliches im Kopf. Doch Vorsicht! Ein Verzehr von Fast Food ist problematisch und hat mit der Grundidee der ketogenen Ernährung wenig zu tun. Hinzu kommt, dass bei Schnellgerichten nicht bekannt ist, was drinsteckt. Genaue Auskünfte über die Nährwerte und Zusatzstoffe lassen sich meistens nicht erhalten. Besonders von den schmackhaften Burgern ist abzuraten, denn die Beilagen und verschiedenen Soßen sind reich an Kohlenhydraten. Auch alles Frittierte wie Nuggets, Schnitzel und andere Fleischgerichte steckt voller ungesunder Fette und Kohlenhydrate. Es schadet der Diät. Fast Food darf bei der ketogenen Ernährung also nicht auf dem Speiseplan stehen. Aber wer hier kreativ ist, kann sich zu Hause eine gesunde Fast Food-Alternative zaubern, die ketogen ist. Wichtig ist nur, sich im Vorfeld über die Nährwerte der Zutaten zu informieren.

- Ketchup besteht zu rund einem Viertel aus Kohlenhydraten.
- Mayonnaise und Senf sind ebenfalls kohlenhydratlastig.
- Wer wegen der Kinder ein Schnellrestaurant besucht, kann anstelle von Burgern auf einen Salat mit einer Portion Hühnchen oder Fleisch zurückgreifen. Das passt dann in die Keto-Diät.

Wichtig: Ausgleich mit viel Flüssigkeit

Trinkwasser stellt für den menschlichen Organismus das wichtigste Lebensmittel dar. Ohne Wasser kann der Mensch nur wenige Tage überleben. Es ist in allen Zellen und Körperflüssigkeiten enthalten. Insgesamt beträgt der Wasseranteil zwischen 50 und 70 Prozent. Damit sich alle Körperfunktionen aufrechterhalten lassen, ist es erforderlich, ausreichend Flüssigkeit zu sich zu nehmen. Die Deutsche Gesellschaft für Ernährung rät zu mindestens 1,5 Litern täglich. Ältere Menschen sollten 2-3 Liter am Tag trinken. Das tun aber nur die wenigsten. Und ein Flüssigkeitsmangel wird selten bemerkt.

Bei der Keto-Diät ist eine ausreichende Wasserzufuhr essenziell. Der Körper benötigt zu Beginn sogar mehr Wasser als normal. Der Grund: Glukose bindet Wassermoleküle im Gewebe. Dadurch, dass bei der ketogenen Ernährung weniger Zucker in den Körper gelangt, scheidet dieser mehr Wasser aus. Deshalb müssen Menschen, die sich in der Ketose befinden, viel trinken. Erlaubt sind Kräutertees, Keto-Smoothies, Soda, Mineralwasser, stilles Wasser, grüner Tee und ein bisschen Kaffee.

- Für jedes Gramm Glukose, das verschwindet, werden zwei Gramm Flüssigkeit freigesetzt und ausgeschieden.
- Der Richtwert der täglichen Wasserzufuhr während der Keto-Diät liegt bei einem Liter Flüssigkeit pro 25 Kilogramm Körpergewicht.
- Wer die empfohlene Wassermenge trinkt, verhindert eine Dehydration und verbessert den Fettstoffwechsel.
- Das beste Wasser ist Mineralwasser, da es viele Elektrolyte, Kalzium und Magnesium enthält.

Herausforderungen meistern und sich Pausen gönnen

Auf die ketogene Ernährung umzustellen, dauert ein bisschen und ist am Anfang mit kleinen Herausforderungen verbunden. Doch wer das Ziel dieser Ernährungsphilosophie – denn das ist die Keto-Diät – nicht aus den Augen verliert, wird sich bald gesünder, fitter und schlanker fühlen. Die ketogene Ernährung bedeutet auch nicht, für immer und ewig auf Kohlenhydrate und Süßes zu verzichten. Während der Eingewöhnungsphase, und auch danach, darf sich jede zweite Woche eine kleine Pause gegönnt werden. Alle 14 Tage oder drei Wochen einfach einen Special-Day auswählen, an dem sich normal ernährt wird. Das bedeutet, dass man bei Familienfeiern, Geburtstagen oder einem anderen speziellen Anlass ruhig mal zuschlagen darf. Das hat sogar einen Vorteil: So lernt der Körper die metabolische Flexibilität, das heißt, er kann mit der Zeit problemlos vom Zuckerstoffwechsel auf den Fettstoffwechsel umschalten.

Noch ein Rat: Vor oder während der Umstellung auf die ketogene Ernährung ist ein Arztbesuch oder der Besuch bei einem Ernährungsberater empfehlenswert. Das gilt vor allem für diejenigen, die an einer Krankheit oder gesundheitlichen Problemen leiden. So lässt sich ausschließen, dass sich die Keto-Diät ungewollt negativ auf die Gesundheit auswirkt.

5. Ketogene Ernährung – erfolgreiche Diät zum Abnehmen

Die ketogene Ernährung hat sich in den letzten Jahren zur Trend-Diät entwickelt. Nun fragen sich viele, die schon einmal oder mehrmals eine Diät hinter sich hatten, was diese Ernährungsform so besonders machen soll. Klar, wer bei einer Diät Hunger gelitten hat oder bei dem der gewünschte Erfolg ausblieb, ist frustriert. Wozu das alles nochmals tun? Und dazu noch die komplette Ernährung umstellen? Der Frust und die Skepsis sind verständlicherweise groß. Vor allem, wenn bisherige Abnehmversuche nicht gelungen sind und am Ende sogar mehr auf der Waage angezeigt wurde.

Die ketogene Ernährungsform ist anders. Bei ihr nimmt der Heißhunger ab, da die Hormone, die diese „Essenslust" steuern, kontrolliert werden. Auch das allgemeine Hungergefühl verringert sich. Zudem lassen sich mit der fettreichen Ernährung schnell viele Kilos verlieren. Durch die Umstellung auf den Fettstoffwechsel kommt der Körper in die Ketose, was die Gewichtsabnahme zusätzlich fördert. Sie nutzt zudem die Fettdepots im Körper für die Produktion von Energie. Vereinfacht gesagt, haben die lästigen Fettpolster endlich eine Funktion: Sie werden in lebenswichtige Energie umgewandelt und nach und nach abgebaut. Nach kurzer Zeit passt die alte Kleidung aus dem Schrank wieder. Denn mit der ketogenen Diät lässt sich das Abnehmen nicht verhindern, das erfolgt bei der Ernährungsumstellung automatisch.

Und zwar egal, ob die Diät nur kurzfristig oder langfristig angewendet wird.

> ➤ Kalorienreduzierte Diäten führen zu Heißhungerattacken. Der Fokus liegt auf dem Kalorienzählen. Aber das ist nicht immer effektiv, denn mittlerweile ist bekannt, dass der Körper nicht alle Kalorien gleich verarbeitet. Bei der ketogenen Diät dagegen spielt Kalorienzählen keine Rolle. Sie baut zudem auf Lebensmittel, die den Hunger steuern und wichtige, gesundheitsfördernde Prozesse im Körper aktivieren.

Keto-Diät speziell für Frauen

Dass die Keto-Diät bei bestimmten Krankheiten helfen kann und zudem eine der besten Diäten ist, um abzunehmen, wurde in diesem Buch bereits mehrfach beschrieben. Bevor erklärt wird, wie genau die Diät zum Abnehmen funktioniert, welche Tipps und Tricks sich anwenden lassen und welche Lebensmittel am besten geeignet sind, geht es in diesem Kapitel um die Frage, warum speziell Frauen von der ketogenen Diät profitieren. Wer sich als Frau ketogen ernährt, kann die eigene Traumfigur erreichen und zudem die Gesundheit nachhaltig verbessern. Wie bereits angesprochen, hilft diese Ernährung auch, um Frauenkrankheiten, die Menopause und Regelschmerzen in den Griff zu bekommen.

Nach einiger Zeit fühlen sich Frauen durch die Ernährungsumstellung nicht mehr schlapp und müde. Wer viel um die Ohren hat, sich um Kinder, Haushalt und Job kümmern muss, startet dank der Diät mit voller Energie in den Tag. Und die Energie hält auch an. Die Leistung lässt nicht mehr nach und Konzentrationsschwächen kommen kaum noch vor. Der weibliche Körper kann durch die Umstellung auf den Fettstoffwechsel mehr Energie freisetzen, ohne dass er dafür nach einigen Stunden neue Nahrung braucht.

Dass gesundheitliche Beschwerden nachlassen, berichten vor allem viele Frauen, die sich im mittleren Alter befinden. Das Hautbild verbessert sich ebenfalls nach wenigen Wochen, das Gesicht wirkt frischer und jünger. Gerade wenn es um das Thema Aussehen, Abnehmen und Fettverbrennung geht, werden Frauen mit dieser Diät glücklich. Das gilt auch für jene, die ihren Fettgürtel bisher mit keiner Diät und keinem Sport beseitigen konnten. Generell haben Frauen einen höheren Fettanteil als Männer. Dieser wird in und nach der(n) Schwangerschaft(en) als Energiequelle benötigt. Zum Leidwesen vieler Frauen wird der Hüftspeck danach aber nicht mehr vom Körper abgebaut, oder nur in unzureichender Form. Sie sind deshalb auf viel Sport, einen harten Diätplan mit Hungergefühl und spezielles Krafttraining angewiesen, das Zeit und Energie in Anspruch nimmt. Nicht jede Frau hat diese. Außerdem wollen viele nicht monatelang hungern. Und oft ist das Fett ausgerechnet an Hüfte und Po am schwersten abzubauen, sodass selbst hartes Training und Hungerdiät an diesen Stellen keine Veränderung hervorbringen. Das mussten viele Frauen schon leidvoll erfahren. Männer haben da nicht so viele Probleme. Sie müssen auch nicht so viel trainieren, um ausreichend Fett zu verbrennen.

Wer als Frau mit der ketogenen Ernährung startet und schnell Fett abbauen will, sollte die Diät mit aerobem Training kombinieren und sich für ein High-Intensity Intervall Training entscheiden. Auch Krafttraining kann sinnvoll sein. Das ist aber keine Pflicht. Auch ohne Sport baut der weibliche Körper mit der Keto-Diät Fett ab.

Keto-Diät für Frauen: hungerfrei und stressfrei durchs Leben

Im Gegensatz zu einer Diät, die auf eine strenge Kalorienreduzierung baut, geht es bei der ketogenen Ernährung nicht darum, zu hungern. Zudem ist eine Diät mit weniger Kalorien langfristig ungesund. Die ketogene Ernährung vermeidet mögliche negative Folgen, die durch eine Kalorienreduktion entstehen. Hier wird der benötigte Grundumsatz beibehalten und nur die Kohlenhydrate reduziert. Lediglich Stress kann bei der Umsetzung der Keto-Diät entstehen. Deshalb sollte sich nicht übernommen und in kleinen Schritten vorangegangen werden, sodass sich kleine, aber kontinuierliche Erfolge einstellen.

> ➢ Stress kann bei Frauen die Fettverbrennung hemmen, auch wenn die Ernährung ketogen ist. In stressigen Situationen ist deshalb Achtsamkeit gefragt.
> ➢ Da Frauen meistens empfindlicher auf eine Ernährungsumstellung reagieren, sollten sie mit Bedacht vorgehen und sich nicht plötzlich über Nacht nur noch von 30 Gramm Kohlenhydraten ernähren. Das könnte den Körper unter Schock stellen.

Um Stress bei der Keto-Diät vorzubeugen, ist es wichtig, dem Körper die notwendige Zeit für die Umstellung zu geben. Wer seinen Körper kennt, weiß, dass dieser immer ein Zeichen gibt, wenn etwas nicht in Ordnung ist. In den ersten Tagen der Ernährungsumstellung tun Frauen gut daran, Kohlenhydrate schrittweise herunterzuschrauben. Wer die Diät mit Sport kombiniert, sollte nicht gleich zur Profisportlerin werden, sondern die Leistung nach und nach steigern, denn die Umstellung auf die Keto-Diät ist bereits ein großer Kraftakt für den Körper. Wer die Umstellung allerdings gut und vor allem stressfrei hinter sich gebracht hat, wird die vielen körperliche Vorteile schnell bemerken.

Die Ausdauer nimmt zu, und zwar sowohl beim Sport als auch im Alltag. Die psychische Belastbarkeit verbessert sich ebenfalls, und das sorgt für gute Laune. Der Grund ist, dass bei Frauen, die sich ketogen ernähren, mehr GABA und Serotonin gebildet wird. Die durch die Diät hervorgerufene neue Lebensqualität hilft dem weiblichen Körper, sich besser zu regenerieren. Plötzlich ist man viel produktiver und der Alltagsstress vergessen. Und die nervigen Heißhungerattacken, die vor allem kurz vor dem Einsetzen der Periode auftauchen, verschwinden fast komplett. Das ist ein weiterer Vorteil, den die ketogene Ernährung für Frauen hat: Sie hilft jeder Frau dabei, Gewicht zu verlieren und so die Traumfigur zu erreichen.

Ketose vor und während der Schwangerschaft – ist das gesund?

Die Ketose ist ein natürlicher Prozess, der durch eine Umstellung des Stoffwechsels entsteht und für eine vermehrte Energieversorgung des Körpers sorgt. Allerdings sind viele Lebensmittel eingeschränkt. Deshalb ist es sinnvoll, herauszufinden, ob die Keto-Diät vor oder während der Schwangerschaft dem Körper schaden kann. Grundsätzlich sind die Ketonkörper für den Fötus unschädlich. Im Gegenteil, während der Schwangerschaft produziert der weibliche Körper automatisch Ketonkörper, auch ohne Diät. Der Fötus ernährt sich zu 30 Prozent von den Ketonen. Diese Ketonkörper nutzt das heranwachsende Baby zur Synthese essenzieller Fettsäuren. Interessanterweise können Föten und Babys auch selbst Ketonkörper produzieren, was sie tun, wenn sie darauf angewiesen sind (Low Carb LCFH-Kongress, Gonder, 2019). Aber es gibt dennoch einige Dinge zu beachten: Unter anderem sollte mit der Keto-Diät bereits vor der Schwangerschaft gestartet werden. Optimal sind zwei bis drei Monate vorher. Dann ist der Körper bereits an den Fettstoffwechsel und die Ketose gewöhnt. Auch sind alle Nebenwirkungen, die am Anfang der Ketose entstehen können (siehe Keto-Grippe), kein Thema mehr. Wichtig ist, ab dem Zeitpunkt der Schwangerschaft auf Intervallfasten, das bei der Keto-Diät gerne angewendet wird, zu verzichten. Ideal ist es, wenn alle zwei Stunden ein kleines Keto-Gericht oder ein Keto-Snack zu sich genommen wird.

Des Weiteren sollten Schwangere, die sich ketogen ernähren, einige Vorsichtsmaßnahmen durchführen. Während der Schwangerschaft kommt es im Körper zu großen Veränderungen. Damit keine Probleme entstehen, sollte trotz der Keto-Diät auf keinen Fall versucht werden, abzunehmen, sprich, der benötigte Gesamtumsatz an Kalorien ist unbedingt einzuhalten. Da besonders am Anfang der Keto-Diät viel Gewicht verloren wird, ist das ein Grund, warum bereits ein paar Monate vor der Schwangerschaft mit der ketogenen Ernährung begonnen werden sollte.

Was die Ernährung angeht, sollte dies eine Vollwertkost sein. Ist das mit der Keto-Diät nicht möglich, ist es ratsam, sich als Schwangere mit Nahrungsergänzungsmitteln und Vitaminpillen zu versorgen. So lässt sich sicherstellen, dass das Baby und die Mutter ausreichend mit Nährstoffen versorgt werden. Vor der Einnahme von Vitaminpräparaten und Nahrungsergänzungsmitteln ist es sinnvoll, sich mit dem behandelnden Arzt oder Gynäkologen abzusprechen.

- ➢ Übrigens: Die Keto-Diät kann Frauen helfen, schwanger zu werden. Frauen, die PCOS haben und Schwierigkeiten hatten, schwanger zu werden, wurde die Keto-Diät empfohlen. Das Ergebnis: Die meisten Frauen, die anfingen, sich ketogen zu ernähren, sind tatsächlich schwanger geworden. Die ketogene Diät, die auf kohlenhydrathaltige Nahrungsmittel verzichtet, verbessert die Gesundheit und somit die Wahrscheinlichkeit, schwanger zu werden.
- ➢ Eine kohlenhydratarme Diät kann das Risiko von Schwangerschaftsbeschwerden, Fehlgeburten, Schwangerschaftsdiabetes und Präklampsie reduzieren.

> **In der Schwangerschaft** sammelt der weibliche Körper in den ersten Wochen und Monaten viel Fett an. Dieses wird in der zweiten Hälfte der Schwangerschaft zum Teil abgebaut und zur Versorgung des Fötus freigegeben. Der Fötus erhält die Fettsäuren samt Ketonkörper über die Nabelschnur. Im Endstadium der Schwangerschaft wechselt der Stoffwechsel der Schwangeren in den katabolen Zustand. Hier kommt es automatisch zu einer Ketose. Die Ketonkörper, die der Fötus erhält, bleiben auch nach der Geburt ein paar Tage im Körper des Babys. Sie werden für das Wachstum und die Produktion von essenziellen Fettsäuren im Gehirn verwendet.

Ketogene Diät nach der Geburt

Muttermilch ist sehr fettreich und das Neugeborene, wie erklärt, bereits mit der Ketose und den Ketonkörpern vertraut. Erhält das Baby über die Muttermilch weitere Ketone, so kann es diese in Acetyl-coA und Myelin umwandeln. Diese Stoffe fördern die Entwicklung, das Wachstum und den Gehirnaufbau des Babys. Die ketogene Diät kann also auch nach der Geburt problemlos weitergeführt werden. Sie ist sogar gut für das Baby.

> ➢ **Tipp:** Frauen, die während der Stillzeit viel Kokosnussöl zu sich nehmen, halten sich und das Baby gesund. Denn dieses Öl erhöht den Anteil an Laurinsäure in der Muttermilch. Diese seltene mittelkettige Fettsäure ist für die Gesundheit des Neugeborenen essenziell.

Ketogene Ernährung zum erfolgreichen Abnehmen – Hungergefühl verschwindet

Jeder kennt das Hungergefühl. Diese Funktion ist auch lebenswichtig, denn sie signalisiert dem Menschen, dass er Nahrung benötigt. Das Hungergefühl wird durch verschiedenste Mechanismen wie den Geruch, das Magenknurren, die Zellen oder die Psyche ausgelöst. Manchmal ist das Hungergefühl verfälscht. Besonders visuelle Reize wie der Anblick eines leckeren Stücks Torte können schnell Hunger auslösen, auch wenn man eigentlich gar nicht hungrig ist. Das Hungergefühl beeinflusst also das Essverhalten. Vor allem der berüchtigte Heißhunger hat fatale Folgen, wenn er nicht gesteuert wird. Mit der Keto-Diät lässt sich das Hungergefühl zum Glück beeinflussen. Dafür verantwortlich sind die Ketonkörper. Der Effekt ist bei jedem schnell spürbar. Nach kurzer Zeit scheint sich der Hunger zu reduzieren. Denn der Metabolismus wird auf den Fettstoffwechsel umgestellt, der Blutzuckerspiegel bleibt konstant. Das zügelt den Appetit, und zwar auf natürliche Art und Weise. Mit der Zeit nimmt auch das unersättliche Verlangen nach ungesunden Speisen ab. Welche Mechanismen die Keto-Diät steuert, um das Hungergefühl zu unterdrücken, wird im Folgenden erklärt.

Mechanismen, die den Hunger beeinflussen

Fett, das im Körper verbrennt wird, führt zur Produktion von Ketonkörpern und somit in den Zustand der Ketose. Diese ist es auch, die sich auf das Hungergefühl auswirkt und wichtige Hormone, die mit dem Hunger zusammenhängen, kontrolliert. Das bekannteste Hungerhormon ist Ghrelin. Es regt den Appetit an und wird in der Bauchspeicheldrüse und in der Magenschleimhaut gebildet. Studien (Stanley et al, 2005) haben gezeigt, dass Ghrelin in großen Mengen die Nahrungsaufnahme erhöht, sprich, man dann mehr isst, und zwar bis zu einem Drittel mehr.

Sobald sich der Körper in Ketose befindet (mindestens 0,5 mmol/L – maximal zehn mmol/L), wird die Produktion des Hormons Ghrelin vermindert. Das Hungergefühl lässt nach. Allerdings ist hier zu berücksichtigen, dass das Ketose-Level am Tag mehrmals schwankt. Wissenschaftler raten zu einer Ketose im Bereich zwischen 1,0 und 3,0. Wer die Diät praktiziert, sollte sein Ketose-Level kennen. Dies lässt sich mit einfachen Mitteln messen (mehr dazu in Kapitel 7). Damit kann sichergestellt werden, dass die Ketose den Hunger stillt.

Die appetitunterdrückende Wirkung der ketogenen Ernährung ließ sich auch in einer praktischen Studie nachweisen. Studienteilnehmer lebten acht Wochen nach der ketogenen Diät und verloren in dieser Zeit rund 12,5 Prozent ihres Gewichts. Nach dem Ende der Diät stiegen das Hungergefühl und die Lust nach Essen wieder signifikant an.

> ➤ Bei anderen Ernährungsweisen nimmt die Ghrelinproduktion im Körper zu, sobald es zum Gewichtsverlust kommt. Nur bei der Keto-Diät ist das nicht der Fall. Sie stellt eine Form der Ernährung da, bei der nicht gehungert werden muss.

Neben Ghrelin wirkt sich die ketogene Diät zudem auf andere Hormone wie das Peptidhormon Cholecystokinin, kurz CCK, aus. Dieses kommt im Magen-Darm-Trakt vor und ist als Gallenblasenbeschleuniger bekannt. Es ist für eine Vielzahl von Funktionen verantwortlich, vor allem für die Herstellung des Sättigungsgefühls und die menschliche Verdauung. Das Hormon wird durch Fett- und Aminosäuren angeregt. Dadurch löst es die genannte Sättigung aus. Dem Peptidhormon kommt noch eine weitere wichtige Funktion zu: Zusammen mit dem Gallensekret führt es zur Aufspaltung und Verwertung der Nahrung, insbesondere der langkettigen Fette. Zusammenfassend lässt sich sagen, dass es die

Menge an Nahrung kontrolliert. Bei der Ketose kommt es zu einem erhöhten CCK-Spiegel. Das führt dazu, dass man automatisch weniger isst, da das Sättigungsgefühl stärker ist. Es gibt Studien, die das belegen.

GLP-1 ist die Kurzform für Glucagon-like Peptide 1, ein Hormon, das im menschlichen Darm vorkommt. Es sorgt für den sogenannten Inkretin-Effekt, der die Insulinausschüttung beeinflusst. Zudem hemmt es die Magensaftsekretion und die Entleerung des Mageninhaltes in den Darm. Da es sich an Rezeptoren im Gehirn bindet, regt es wie CCK das Sättigungsgefühl an. In einer Studie ließ sich nachweisen, dass Personen, die eine Infusion von GLP-1 erhalten, ihre Mahlzeiten verkleinern und weniger essen. Die ketogene Ernährung regt dieses Hormon an, sodass es zu dem beschriebenen Effekt kommt. Und zwar ganz ohne Infusion.

Genau wie GLP-1 ist das Peptidhormon PYY 3-36 am Sättigungsgefühl beteiligt. Die Freisetzung erfolgt im Dünndarm. Es hemmt wie GLP-1 die Magensaftsekretion und die Magenentleerung. Bei Menschen mit Übergewicht ist der PYY-Wert sehr niedrig. Eine Keto-Diät steuert dagegen und führt zu einer verstärkten Freisetzung von PYY. Das bremst den Appetit.

Ein weiteres bekanntes Hormon im Zusammenhang mit Hunger ist Leptin. Es beeinflusst das Körpergewicht und besitzt ebenfalls eine hemmende Wirkung auf den Appetit. Die Produktion erfolgt durch Fettzellen. Wird es freigesetzt, signalisiert es: „Nichts mehr essen." Besonders bei übergewichtigen Menschen, die ein großes Fettdepot haben, ist die Anregung von Leptin sehr hilfreich, da es die Fettreserven nutzt, um die Nahrungsaufnahme zu stoppen und den Energieverbrauch zu erhöhen. Der natürliche Appetitzügler spielt bei schlanken Menschen mit wenig Fettanteil im Körper eine geringere Rolle. Doch bei Personen, die an Übergewicht leiden, kurbelt die Keto-Diät dank der Kontrolle von Leptin die Gewichtsreduktion um ein Vielfaches an.

Die genannten Hormone nehmen großen Einfluss auf das Hungergefühl und den Appetit. Während der ketogenen Diät verändern sich diese, sodass der Hunger ab- und das Sättigungsgefühl zunimmt. Die Ergebnisse verschiedener Studien sprechen dafür, dass die Keto-Diät in dieser Hinsicht herkömmlichen Diäten überlegen ist und eine Abnahme des Hungergefühls tatsächlich erfolgt. Zudem essen die Menschen mit der Zeit automatisch weniger (bis zu 27 Prozent). Das führt zu einer konstanten und signifikanten Gewichtsabnahme.

> Studien haben ergeben, dass es bei der ketogenen Ernährung zu einem größeren Rückgang des Hungergefühls kommt als bei anderen Diätformen. Das ist ein gewaltiger Vorteil!

Hormon	Effekt auf Hunger
GLP-1	-
Leptin	-
CCK	-
Ghrelin	+
PYY 3-36	-

Tabelle 1: Einfluss der Hormone auf das Hungergefühl (In Anlehnung an ketoseportal.de)

Craving: Im Zusammenhang mit der Diät taucht oft das Wort „Craving" auf. Wer auch schon darüber gestolpert ist und nicht weiß, was es bedeutet, hier die Erklärung: Craving meint ein sehr intensives Verlangen nach Essen oder eine starke Begierde nach Nahrung. Wer an Craving leidet, hat nichts anderes als eine Hungerattacke. In der Wissenschaft und Medizin

> wird der Begriff im Zusammenhang mit Suchtkranken benutzt. Übrigens: In Studien zu ketogener Ernährung litten die Teilnehmer unter weniger Heißhungerattacken. Sie zeigten, dass das Craving im Verlauf der Diät immer mehr abnimmt, bis es zu keinem Craving, sprich Heißhunger, mehr kommt.

Die Vorteile der ketogenen Diät beim Gewichtsverlust – schnelle Erfolge

Wenn die Keto-Diät das Hunger- und Sättigungsgefühl so erfolgreich reguliert, ist es selbsterklärend, dass es zu einer Gewichtsabnahme kommt. Die Regulierung der Hormone ist aber nicht der einzige Grund, warum sich so schnell und effektiv Gewicht verlieren lässt. Wie bereits erwähnt, ist der Anteil an Fetten und Proteinen bei der ketogenen Ernährung sehr hoch. Wer viel Proteine isst, wird schneller satt, denn diese wirken sättigend. Des Weiteren sind viele Lebensmittel wie Softdrinks, Süßigkeiten und Fast Food bei der Keto-Diät nicht erlaubt. Die Ernährung ist automatisch gesünder, gleichzeitig werden Kalorien eingespart. Zwar ist das Einsparen oder Zählen von Kalorien kein Ziel dieser Diät, aber diese zu reduzieren, ist niemals von Nachteil. Bei der Ernährungsumstellung auf Keto passiert das automatisch.

> In der Forschung zeigte sich, dass festes Essen sättigender ist als flüssiges. Das sollte bei der Keto-Diät im Hinterkopf behalten werden.

Am Anfang bis zu vier Kilo pro Woche verlieren

Personen, die bereits Erfahrungen mit der ketogenen Ernährung gemacht haben, berichten, dass sie mit der Diät bis zu vier Kilogramm pro Woche abgenommen haben. Die Pfunde purzeln nach der Ernährungsumstellung regelrecht. Da fast komplett auf Kohlenhydrate verzichtet wird, wird dem Körper die Möglichkeit entzogen, Fettdepots anzulegen. Durch die Veränderungen im Stoffwechsel wird zudem die Fettverbrennung stark angeregt. Diese Ernährungsweise ist also äußerst effektiv, wenn ein schneller Gewichtsverlust gewünscht wird und Zeit für Sport und langsames Abnehmen nicht gegeben sind. Außerdem entwässert die ketogene Diät. Die Muskeln zeichnen sich unter der Haut besser ab. Wer konsequent dran bleibt und sich an die Diätregeln hält, wird staunen, wie mit der Zeit der Zeiger an der Waage nach unten geht.

> - Personen, die starkes Übergewicht und somit einen langsamen Stoffwechsel haben, müssen ein bisschen warten, bis es mit der ketogenen Ernährung zu einer Gewichtsabnahme kommt. Leicht Übergewichtige werden, wenn sie zudem regelmäßig Sport treiben, rasche Erfolge sehen.
> - In die Ketose zu kommen, dauert zwischen zwei und sieben Tagen. Vorher verliert der Körper wenig Gewicht. Der hohe Fettabbau beginnt erst mit der Ketose. Mit einem Blutketonmessgerät oder einem Urinteststreifen lässt sich herausfinden, ob die Ketose bereits eingetreten ist.

Was bei dieser Diät zu beachten ist: Zuerst schneller Gewichtsverlust, dann geht es langsamer voran

Bei der ketogenen Ernährung bleibt der hohe Gewichtsverlust nicht die ganze Zeit über bestehen. Richtig viele Pfunde fallen nur in den ersten Wochen. Im Anschluss verringert sich die Gewichtsabnahme, bleibt aber konstant. Dass am Anfang aber bis zu vier Kilogramm pro Woche verloren gehen, hat mit einer einfachen Erklärung zu tun: Der Körper verliert durch die fehlenden Kohlenhydrate viel Wasser. (Glukose, das im Körper verbleibt, wird als Glykogen in den Muskeln gespeichert und bindet Wasser.) Das heißt, vor einem Fettabbau kommt es zur Freigabe von Wasser. Auf jedes Gramm Glykogen kommen in etwa zwei bis drei Gramm Wasser. Bei der Umstellung auf die Keto-Diät nutzt der Körper zuerst die Glykogenreserven und das Wasser, das zum Speichern benötigt wurde. Sie werden ausgeschieden und eliminiert. Das ist der Grund, weshalb sich das Gewicht am Anfang so stark reduziert. Der schnelle Wasser- und somit Gewichtsverlust ist ein gutes Zeichen dafür, dass sich der Körper auf dem Weg in die Fettverbrennung befindet.

> Da der hohe Wasserverlust zu Verstopfung und Dehydrierung führen kann, sollte ausreichend getrunken werden.

Nach etwa zwei bis drei Wochen verlangsamt sich die Gewichtsabnahme und bleibt dann gleichmäßig. Bedeutet: Pro Woche gehen etwa 0,5 bis ein Kilogramm verloren. Der Körper hat sich dann bereits auf Fett als Energiequelle umgestellt und verliert dieses somit nach und nach.

Forschungsergebnisse über die Gewichtsabnahme

Stark übergewichtige Personen verloren mit der ketogenen Ernährung nach zwei Monaten rund 13,6 Kilogramm (Moreno et al, 2014). Gleichzeitig verringerte sich bei über 88 Prozent der Personen bis zum Ende der Diät ihr Ausgangsgewicht um mehr als zehn Prozent. Adipöse Patienten nahmen dank der Keto-Diät in 5,5 Monaten 15 Kilogramm und mehr ab (Dashti et al., 2004). Weitere Studien zur Gewichtsabnahme mit dieser Ernährungsform kamen auf ähnliche Ergebnisse. Zudem stellte sich heraus, dass sich mit der ketogenen Diät mehr und vor allem konsequenter abnehmen lässt als mit einer Low-Carb-Diät oder einer anderen fettarmen Ernährung (Bueno et al., 2013 und Ludwig, Boston Children`s Hospital, 2020).

- Das meiste Gewicht verschwindet in den ersten Wochen. In den ersten zwei bis drei Monaten verlieren Personen zudem das meiste Fett. Die Gewichtsabnahme hält natürlich so lange an, wie die ketogene Diät erfolgt.
- Kurz bevor das Normalgewicht erreicht ist, verlangsamt sich die Gewichtsabnahme noch einmal.

Hinweis:

Einige Personen, die bereits keto-erfahren sind, berichten, dass sie zwischendurch das Gefühl haben, kein Gewicht mehr zu verlieren. Das ist normal. Eine Woche später wiegt man dann zwei weitere Kilogramm weniger. Der Erfolg liegt im konsequenten Durchziehen der Diät, ohne sich entmutigen zu lassen. Sollte der Abnehmprozess nicht sofort starten, braucht der Körper vielleicht einfach noch ein bisschen Zeit.

Bitte Keto-Diät nicht auf Fleisch konzentrieren

Die ketogene Ernährung sollte keineswegs auf tierischen Proteinen basieren. Ernährungsexperten raten, maximal 300 Gramm Fleisch (rotes Fleisch) pro Woche zu essen. Wer mehr davon isst, läuft Gefahr, Darmerkrankungen zu erleiden, oder muss mit einem ungesund hohen Harnsäurespiegel rechnen. Denn Fleisch ist säurebildend, sprich, der Körper übersäuert. Des Weiteren führt eine zu eiweiß- oder fleischlastige Ernährung zu dem berüchtigten Keto-Mundgeruch. Sie kann auch den Verdauungstrakt belasten. Zu viel Fleisch vermindert außerdem die Leistungsfähigkeit. Hautunreinheiten und Pickel sind ein weiterer negativer Effekt.

Die Keto-Diät gibt keinen Freischein für unendlichen Fleischverzehr. Zwischendurch sollten Salate und Gemüse auf dem Speiseplan stehen. Es ist ohnehin ein Irrtum, dass Protein nur in tierischen Produkten steckt. Zu den pflanzlichen Proteinquellen zählen unter anderem Mandeln, Brokkoli, Sojabohnen, Tofu und alle anderen Sojaprodukte. Ebenso wichtig wie Gemüse sind hochwertige Pflanzenfette, die in Oliven oder Avocados stecken.

> ➤ Keto-Fans sollten nicht dauerhaft in der kohlenhydratreduzierten Diät verbleiben. Am besten eignet sich eine zyklische Anwendung. Gerne auch in Kombination mit Intervallfasten.

6. Zyklische Anwendung der Diät

Die beste Form der Keto-Diät ist die zyklische. Hier wird zwischen ketogenen Mahlzeiten und einer erhöhten Kohlenhydrataufnahme hin und her gewechselt. Zum einen ist dies einfacher durchzuhalten, zum anderen hat sich herausgestellt, dass die zyklische Form die gesündeste Variante ist und zu weniger Nebenwirkungen führt. Darüber hinaus haben sich die Steinzeitmenschen zwar ketogen ernährt, doch war dies immer zeitlich begrenzt. Sie haben sich genau wie die Menschen heute ab und zu den Bauch mit Honig oder Obst vollgeschlagen.

> - Theoretisch ist es zwar möglich, sich dauerhaft ketogen zu ernähren, aber für die persönlichen Ziele, die mit der Diät erreicht werden sollen, ist es nicht ratsam. Der Körper gewöhnt sich nach einiger Zeit an die neue Ernährung und sieht sie als Normalzustand an.
> - Beispiel für eine zyklische Keto-Diät: fünf bis sechs Tage strikt an den ketogenen Ernährungsplan mit maximal 20 Gramm Kohlenhydraten pro Tag halten. Dann wird die Diät für ein bis zwei Tage unterbrochen und höhere Mengen an Kohlenhydraten gegessen.

Sobald der Stoffwechselzustand der Ketose (ähnlich dem Fastenzustand) erreicht ist, wird empfohlen, diesen zwischendurch zu unterbrechen. Sonst lassen die zahlreichen

Vorteile der Keto-Diät irgendwann nach. Außerdem können bei einigen Menschen Probleme mit der Bauchspeicheldrüse und der Schleimhaut auftreten. Warum? Diese beiden Organe gehören zu den einzigen im Körper, die auf Kohlenhydrate angewiesen sind. Kommt es zu einem längeren Kohlenhydratentzug funktionieren sie nicht mehr richtig.

Interessanterweise verlernt der Körper bei einer dauerhaften Ketose, die Kohlenhydrate korrekt zu verwerten. So, wie der Körper zuvor auch verlernt hat, in einen Fettstoffwechsel einzutreten. Wenn die ketogene Ernährung lange durchgezogen wird, ohne sie zu unterbrechen, kann es zu Komplikationen kommen. Ähnlich wie bei langem Fasten ist der Körper dann mit der plötzlichen Kohlenhydratzufuhr überfordert.

Wann es sinnvoll ist, eine Pause einzulegen

Wer plötzlich vermehrt Heißhunger verspürt, unruhig schläft, fast nichts mehr abnimmt oder Probleme mit der Wärmeregulation hat, sollte eine Pause machen. Diese Anzeichen können darauf hindeuten, dass das Potenzial der Ketose ausgeschöpft ist. In der Regel lässt sich eine ketogene Ernährung zwischen sechs und acht Wochen lang durchführen. Sollten die genannten Symptome auftauchen, ist eine Pause von ein bis zwei Wochen sinnvoll. Diese Pause bedeutet natürlich nicht, dass man in der Zwischenzeit essen darf, was man will. Auch hier sollte der Kohlenhydratkonsum nicht übermäßig hoch sein und zudem aus gesunden Quellen stammen. Obst, Gemüse, Reis oder Hülsenfrüchte sind erlaubt. Nach der Auszeit lässt sich die Diät problemlos weiterführen.

> ➢ Die Pausen bei der Keto-Diät führen dazu, dass sich der Körper wieder normalisiert und im Anschluss erneut umfassend von den Ketose-Effekten profitiert. Ausdauersportler nutzen dieses Prinzip schon seit vielen Jahren, um ihre Leistung zu erhöhen.

Zyklische Anwendung im Detail erklärt

Es gibt keine einheitlichen Regeln für die ketogene Ernährung. Was die zyklische Anwendung (auch als anabole Diät bekannt) angeht, so hat es sich als erfolgsversprechend erwiesen, für fünf bis sechs Tage die Keto-Diät durchzuführen und ein bis zwei Tage pro Woche eine Pause, auch als „Refeed Days" bezeichnet, mit einer erhöhten Kohlenhydrataufnahme einzulegen. Diese Pause könnte zum Beispiel immer am Wochenende erfolgen, wenn die meisten Freizeitaktivitäten stattfinden. Ohne schlechtes Gewissen mit dem Partner essen gehen oder mit den Kindern zusammen ein Eis schlecken, ist dann möglich. Natürlich kann der Zyklus je nach Empfinden auch einige Tage länger oder kürzer sein.

- An den Keto-Tagen ist es wichtig, nicht mehr als 20 Gramm Kohlenhydrate und rund 80 bis 85 Prozent gesunde Fette zu konsumieren.
- An den Refeed-Tagen darf die Kohlenhydratmenge rund 60 Prozent der täglichen Ernährung ausmachen. Fette sollten dabei nicht mehr als zehn Prozent und Proteine nicht mehr als 20 Prozent der Gesamtkalorienmenge betragen.

Wie erwähnt, sollte während der Refeed-Phase die Qualität der Kohlenhydrate nicht vernachlässigt werden. Ungesundes Weißbrot, Süßigkeiten, Limonade, Kuchen und Backwaren sollten auch dann gemieden oder nur in ganz kleinen Mengen verzehrt werden. Ein Brötchen beim Sonntagsbrunch oder ein Glas Rotwein am Abend sind aber erlaubt.

Gesunde Kohlenhydrate sind unter anderem Hafer, Quinoa, Vollkornnudeln, Süßkartoffeln, Kürbis, Vollkornreis und Bohnen sowie Linsen. Sie besitzen viele Ballaststoffe, Mineralien und Vitamine und sorgen dafür, dass der Blutzuckerspiegel weiterhin stabil bleibt.

Die zyklische Keto-Diät hat den Vorteil, dass man nicht vollständig auf Kohlenhydrate verzichten muss und sich ein- bis zweimal in der Woche etwas gönnen darf. Ein positiver Nebeneffekt, den Sportler herausgefunden haben, ist, dass die zyklische Version das Muskelwachstum fördert. An den Refeed-Tagen wird das Insulin wieder aktiviert, das dann wiederum die Proteinsynthese erhöht, sodass es zum Muskelwachstum kommt und der Abbau von Muskelgewebe verringert wird (Dimitriadis et al., 2011).

> - Wer die ketogene Ernährung das erste Mal ausprobiert, weiß, dass es in der Anfangsphase zu Nebenwirkungen kommen kann. Mit der zyklischen Keto-Diät lassen sich die unangenehmen Symptome wie die der Keto-Grippe lindern. Müdigkeit, Kopfschmerzen und Schlafstörungen kommen dann nur gelegentlich vor. Zudem können lästige Verstopfungsprobleme, die viele Diät-Anfänger erleiden, vermieden werden, indem an den Refeed-Tagen genug Ballaststoffe gegessen werden.

Die ketogene Diät in zyklischer Anwendung hat verschiedene Vorteile. Die strikte Ernährungsform lässt sich außerdem leichter durchhalten. An den Refeed Days sind zudem kohlenhydratreiche Lebensmittel (natürlich in Maßen) erlaubt.

Kombination mit Intervallfasten

Intervallfasten ist im Moment in aller Munde. Bei dem intermittierenden Fasten wird in kurzen Zeitabständen auf Essen verzichtet. Dafür gibt es verschiedene Methoden. Die beliebteste und effektivste Form ist die sogenannte 16:8-Methode. Hier wird jeden Tag 16 Stunden gefastet und an acht Stunden des Tages normal gegessen. Meistens erfolgt das Fasten über

Nacht und am nächsten Morgen. Das Frühstück fällt weg. Erst mittags oder am frühen Nachmittag darf dann gegessen werden. Eine weitere Form des Intervallfastens ist das „Alternate-Day-Fasting". Hier isst man nur jeden zweiten Tag. Die dritte Methode besteht aus der 5:2-Methode. Dabei wird nicht komplett auf das Essen verzichtet, sondern an zwei Tagen hintereinander in der Woche die Kalorienmenge um 80 bis 85 Prozent reduziert. Die „Eat-Stop-Eat"-Methode, die in Kanada entwickelt wurde, ist noch nicht so verbreitet. Hier geht es darum, zweimal in der Woche einen kompletten Tag lang zu fasten. Also 24 Stunden, zum Beispiel von Abendessen zu Abendessen. Darüber hinaus kommen auch noch andere Fastenmethoden zur Anwendung.

Um den Erfolg der ketogenen Ernährung zu verstärken, kann sie mit Intervallfasten kombiniert werden. Denn bei einer Diät spielt es wie bei der normalen Ernährung eine Rolle, wie viel und zu welchen Tageszeiten gegessen wird. Erfahrungen zeigen, dass die Kombination mit Intervallfasten wunderbar funktioniert. Dafür lassen sich eigentlich alle gerade genannten Fastenmethoden nutzen, wobei die 16:8-Methode am einfachsten umzusetzen ist. Da es bis auf das Zeitintervall keine festen Uhrzeiten oder Regeln gibt, kann jeder für sich entscheiden, wie er das Fasten gestalten will, und es nach dem eigenen Tagesrhythmus ausrichten. Klingt eigentlich ganz einfach. Bis auf ein bisschen Disziplin und Lust auf das Intervallfasten benötigt es nicht viel. Und das Beste ist: In Kombination mit der Keto-Diät ist das intermittierende Fasten ein absoluter Boost für schnelles Abnehmen und den Verlust von lästigem Körperfett. Der Effekt ist wirklich nicht zu übersehen. Diese Form der ketogenen Ernährung gemeinsam mit Intervallfasten ist sogar dauerhaft durchführbar. Wichtig ist nur, darauf zu achten, genügend Flüssigkeit und Salz aufzunehmen.

Vorteile der Keto-Diät mit Intervallfasten

Die Vorteile des Intervallfastens in Kombination mit der Keto-Diät sind enorm. Unter anderem zeigt sich, dass durch die zwischenzeitliche Reduzierung der Kalorien, die in der Fastenzeit entsteht, kein Jo-Jo-Effekt eintritt und sich die Personen aktiver und fitter fühlen. Experten glauben, dass sich durch die Kombination von Intervallfasten und Keto-Diät zudem noch mehr Fettmasse abbauen lässt. Wie die vorliegende Grafik zeigt, setzt beim Intervallfasten vermehrt die Fettverbrennung ein. In der Folge kommt es zu einer konstanten Gewichtsabnahme. Bei normaler Ernährung und häufigen Mahlzeiten, wird die Fettverbrennungszone kaum erreicht.

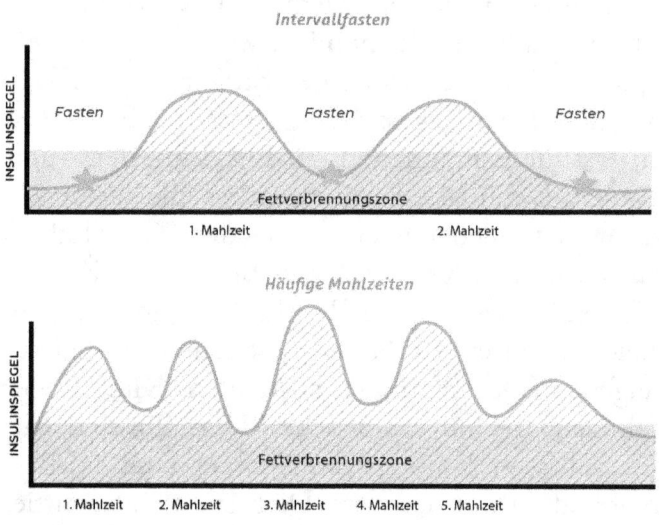

Abbildung 2: Fettverbrennung durch Intervallfasten (In Anlehnung an eatsmarter.de)

Darüber hinaus verbessern sich der Stoffwechsel und der Blutzuckerwert. Personen, die Krankheiten wie Diabetes oder Herzkreislaufprobleme haben, profitieren besonders.

Genau genommen, bekommt der ganze Organismus einen Boost, sodass sich auch die mentale Klarheit verbessert und der Körper mehr Energie erhält. Das Gehirn wird leistungsfähiger und arbeitet mit voller Kraft. Wer regelmäßig Sport treibt, wird mit der ketogenen Ernährung und dem Intervallfasten die Trainingsleistung und den Schlaf verbessern. Personen, die unter Schlafstörungen leiden, werden schnell feststellen, dass sie tiefer und durchgehender schlafen. Der Grund ist ein Kerngebiet im Gehirn, das als Nucleus suprachiasmaticus bezeichnet wird. Dieser Bereich, auch als die innere Uhr des Menschen bekannt, führt dank des Intervallfastens zu einer besseren Balance und in der Folge zu einem ausgeglichenen Tag-Nacht-Rhythmus.

Wer das Intervallfasten bereits einmal ausprobiert hat, weiß, wie stark sich die Schlafqualität verbessert. Verantwortlich ist dafür auch die reduzierte Nahrungsaufnahme. Der Magen muss weniger verdauen, was ihn weniger stresst. Der Körper kann dadurch besser entspannen. Studien an Tieren sowie einige Humanstudien (bisher ist Intervallfasten wenig untersucht worden) fanden heraus, dass Intervallfasten viele lebenserhaltende Mechanismen auslöst, zu einem besseren Gewichtsverlust und gesunden Leberwerten führt und sogar die Lebensdauer verlängern kann (Kahleoya et al., 2014 und Hatori et al., 2012).

Verschiedene Modelle des Intervallfastens

> ➢ Die 16:8-Methode ist das beliebteste Modell des Intervallfastens. Hier darf acht Stunden gegessen werden, dann wird 16 Stunden gefastet. Ideal ist es, wenn die letzte Mahlzeit des Tages bis 19 Uhr erfolgt. Dann beginnt das 16 Stunden Fastenfenster. Das

bedeutet, ab elf Uhr am Folgetag darf dann erneut eine Mahlzeit eingenommen werden und ab 19 Uhr am Abend beginnt wieder das Fastenfenster.

- Bei der 5:2-Methode darf man an fünf Tagen der Woche ganz normal essen. Im Anschluss fastet man zwei Tage hintereinander und nimmt nicht mehr als 500 Kalorien täglich zu sich (gilt für Frauen, Männer sollten nicht mehr als 600 Kalorien am Tag essen). Die Fastentage müssen, wenn das gewünscht ist, nicht hintereinander liegen.
- Die 6:1-Methode ähnelt der 5:2-Methode. Statt zwei Fastentagen gibt es aber nur einen Fastentag in der Woche. Auch hier wird die minimale Kalorienzufuhr eingehalten.
- Bei der 20:4-Methode handelt sich um eine extreme Form des Intervallfastens. Sie eignet sich nicht für jeden. Bei dieser „Warrior Diät" wird jeden Tag 20 Stunden gefastet, und nur in einem Zeitraum vier Stunden am Tag darf etwas gegessen werden. Meistens erfolgt das am Abend. Hierbei sollte allerdings sehr auf eine ausgewogene Keto-Ernährung geachtet werden.
- Die 36:12-Methode lässt erahnen, dass hier 36 Stunden gefastet wird und im Anschluss ein zwölfstündiges Fenster zur Nahrungsaufnahme verfügbar ist. Dieses Essensfenster sollte zwischen acht und 20 Uhr abends liegen.
- Des Weiteren gibt es die 10:2-Methode, bei der an einem Tag gefastet wird und am darauffolgenden Tag normal gegessen werden darf.

Welches Modell passt, kann jeder für sich selbst entscheiden. Wichtig ist, bei der Keto-Diät in Kombination mit Intervallfasten während der Fastenzeit viel Wasser und andere kalorienfreie Getränke zu sich zu nehmen.

> Eine Kombination der ketogenen Ernährung mit dem Intervallfasten ist nicht für schwangere Frauen und Personen mit einer chronischen oder schweren Erkrankung geeignet. Bei Diabetes, Krebs oder Herzproblemen sollte unbedingt vorher mit dem behandelnden Arzt gesprochen werden.

Die Kombination ist am Anfang eine Herausforderung
Wer sich an die Kombination von ketogener Ernährung und Intervallfasten wagt, der benötigt Disziplin. Bei richtiger Anwendung stellt sie aber kein Problem dar. Vor allem, wenn man sich gut dabei fühlt. Eine Herausforderung kann die Versorgung des Körpers mit den Mikronährstoffen sein. Hier ist es natürlich schwieriger, die benötigte Menge an Vitaminen und Mineralstoffen aufzunehmen, da nicht nur die Nahrung eingeschränkt wird, sondern in der Kombination mit der Keto-Diät auch viele Lebensmittel und Kohlenhydrate auf dem Speiseplan fehlen. Deswegen sollten Nutzer dieser Variante ihre Nahrungszufuhr im Auge behalten. Das geht zum Beispiel mit praktischen Fitness- und Ernährungs-Apps, in die sich alles, was man am Tag isst, eintragen lässt. Sie zeigen unter anderem an, wie viele Mikronährstoffe der Körper zu sich genommen hat und schlagen bei Bedarf bestimmte Lebensmittel vor, mit denen sich ein mögliches Nährstoffdefizit effektiv ausgleichen lässt.

7. Einstieg in die ketogene Ernährung: Schritt für Schritt

Die Umstellung auf Keto stellt für viele Menschen zu Beginn eine Herausforderung dar. Viele fragen sich, wie sie mit der ketogenen Ernährung beginnen sollen. In diesem Kapitel folgen deshalb Tipps für einen erfolgreichen Start in die Diät. Allerdings geht nichts ohne Motivation und Disziplin. In den ersten Tagen der Umstellung muss sich der Körper erst an die neue Ernährung gewöhnen und sich an die Ketose anpassen. Erst dann ist eine optimale Fettverbrennung möglich. Dafür braucht es Zeit – ein paar Tage bis zu zwei Wochen. Mit einem festgelegten Ernährungsplan lässt sich die Ketose aber schnell erreichen. Um nicht in Versuchung zu geraten, dürfen ruhig alle zuckerhaltigen und kohlenhydratreichen Lebensmittel verbannt oder zuerst aufgebraucht werden. Wenn es zu Hause nichts gibt, was einen in Versuchung bringt, fällt es leichter, den Gelüsten zu widerstehen. Der Start der Diät sollte am besten an einem Wochenende oder, noch besser, während der Urlaubstage erfolgen. Denn in den ersten Tagen können Energie und Leistung zuerst abnehmen. Sich Zeit nehmen, einlesen und vor allem: frisches und leckeres Essen kochen. Damit sollte der Einstieg in das neue Keto-Leben gelingen!

Schritt für Schritt in die ketogene Ernährungswelt
Der Körper muss sich an die neue Art der Ernährung gewöhnen, besonders, wenn über viele Jahre Kohlenhydrate als Energiequelle gedient haben. In der Umstellungsphase wird empfohlen, sich die nötige Zeit zu nehmen und sich in Ruhe einzulesen. Zudem sollten dem Körper keine oder nur wenige Kohlenhydrate zugeführt werden. Daran muss sich auch streng gehalten werden. Wie bereits erwähnt, sind bei der Keto-Diät maximal 20 Gramm Kohlenhydrate pro Tag erlaubt. Nur dann leert sich der Glukosespeicher im Körper und startet der Fettstoffwechsel. Um den Einstieg zu erleichtern, sollten die ersten Tage viele grüne Gemüsesorten wie Spinat, Zucchini, Brokkoli oder Salat sowie hochwertige Proteinquellen wie Fisch oder Eier gegessen werden. Als Fettquelle eignet sich Kokosöl oder Avocado-Öl. Proteine sollten rund 25 Prozent des Tagesumsatzes ausmachen. Um den Kohlenhydratspeicher im Körper schneller zu leeren, ist es sinnvoll, am Abend ein Krafttraining oder einen anstrengenden Sport von rund einer Stunde auszuüben. Denn dadurch erhöht sich die Energieverbrennung.

Der zweite Tag der Ernährungsumstellung startet am besten mit einer lockeren Laufeinheit, einer Yogaklasse oder einem anderen Sport, der den Stoffwechsel anregt. Anschließend darf gefrühstückt werden. Allerdings kein Müsli oder Marmeladenbrot mehr, sondern Eier, Gurke und Avocado. An dieser Stelle kann auch der „Bulletproof Coffee" mit Weidebutter und MCT-Öl zum Einsatz kommen. Dieser vermindert das Hungergefühl, steigert die Energie und startet die Produktion von Ketonkörpern. Das Mittag- und Abendessen lässt sich dann wieder mit selbstgemachten Salaten, Gemüse und Proteinen zubereiten. Bei den meisten Menschen werden in den ersten drei Tagen ausreichend Ketonkörper produziert, sodass es zur Ketose kommt. Um diese zu stabilisieren, sollten zwischen den Mahlzeiten mindestens vier bis fünf Stunden Pause liegen. Bei der Zubereitung der Speisen sollte natürlich immer auf das Mengenverhältnis von Fett, Proteinen und Kohlenhydraten geachtet werden.

> ➢ Um Mahlzeiten abwechslungsreicher zu gestalten, darf zwischen unterschiedlichem Gemüse und Proteinen gewechselt werden.

Wer sich ketogene Rezepte ansieht, wird feststellen, dass die Vielfalt und Abwechslung an Gerichten viel größer sind als angenommen. Auch hält die Keto-Diät kreative und interessante Gestaltungsmöglichkeiten bereit. Eine eintönige und langweilige Ernährung ist hier zum Glück Fehlanzeige. Ratsam ist es aber, zu Beginn mit einem anfängerfreundlichen Ernährungsplan zu starten. Denn die ketogene Ernährung muss zuerst in Fleisch und Blut übergehen, weshalb ein Ernährungsplan sinnvoll ist. An diesem kann man sich wunderbar orientieren. Auch die folgende Ernährungspyramide zeigt auf, welche Lebensmittel im Rahmen der Keto-Diät geeignet sind, und welche gemieden werden sollten.

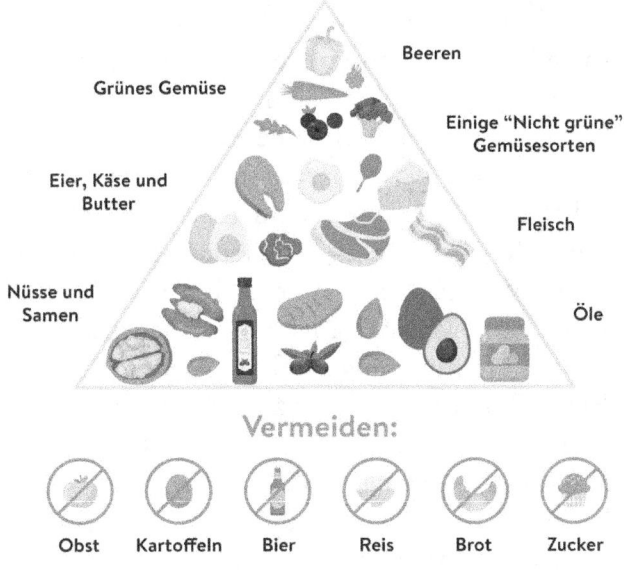

Abbildung 3: Die Keto-Ernährungspyramide

Für viele Menschen kann sich zudem die Verteilung der Mahlzeiten schwierig gestalten. Wer berufstätig ist oder sich um die Familie kümmern muss, vernachlässigt oft die eigene Ernährung und lässt das Mittag- oder Abendessen ausfallen. Bei der ketogenen Diät sollte allerdings die klassische Essenseinteilung in Form von Frühstück, Mittagessen und Abendessen eingehalten werden. Wenn die private oder berufliche Situation es nicht zulässt, feste Essenszeiten zu bestimmen, sollte wenigstens der zeitliche Abstand zwischen den Mahlzeiten (mindestens drei Stunden, ideal vier bis fünf Stunden) eingehalten werden. Knurrt der Magen zwischendurch, kann sich mit 90-prozentigem Kakao oder einer Portion Nüsse beholfen werden. Die Snacks eignen sich vor allem dann, wenn man das Gefühl hat, dass die Energie nachlässt.

Wichtig ist auch, direkt vor dem Schlafengehen nichts mehr zu essen. Das Abendessen sollte mindestens drei Stunden zuvor erfolgen. Ein voller Magen wirkt sich nachts negativ auf die Verdauung aus und hemmt die Erfolge der Diät.

> ➢ Die Mahlzeiten müssen bei der Keto-Diät unterschiedliche Anforderungen erfüllen. Damit die Diät optimal funktioniert, raten Experten dazu, ein reichhaltiges Frühstück einzunehmen und mittags weniger zu essen. Das Abendessen sollte möglichst klein gehalten werden. Wer zum Kochen wenig Zeit hat, muss sich keine Sorgen machen. Denn auch in der Keto-Welt gibt es Rezepte für schnelle und leicht zubereitete Mahlzeiten. Und diese sind auf jeden Fall vorteilhafter als gängiges Fast Food.
> ➢ In der Anfangszeit sollte zum Abendessen Fisch oder Fleisch mit etwas Gemüse oder Salat gegessen werden. Das in tierischen Produkten enthaltene Eiweiß kurbelt die Fettverbrennung an und vermindert das Heißhungergefühl.

> Mit einem Wochenplan, der einzelne Tagespläne enthält, lässt sich die ketogene Diät hervorragend organisieren. Sinnvoll ist, einen flexiblen Plan zu erstellen, sodass sich Gerichte miteinander tauschen lassen, wenn das notwendig ist.
> Eine Kombination aus Eiweiß und Lipiden sorgt für einen langen Sättigungseffekt und garantiert einen angenehmen Einstieg in die ketogene Ernährung.

Der Salat stellt zu Beginn der Ernährungsumstellung eine Allround-Mahlzeit dar. Bei der ketogenen Diät kommt keiner an Salat vorbei. Zumal ein kreativ zusammengestellter Salat für ein erfüllendes Geschmackserlebnis sorgt und sättigend ist, sodass man leichter durch die ersten Tage kommt. Die Salate sind frei kombinierbar und lassen sich je nach Geschmack auswählen. Zusammen mit proteinreichen Sattmachern sind den Zusammenstellungen keine Grenzen gesetzt. Proteine können Speck, angebratene Hähnchenbrust, Thunfisch, Garnelen, Lachs, hartgekochte Eier, Parmesan, Mozzarella, Ziegen- oder Fetakäse sein. Für das Topping des Salates eigenen sich Avocados, Oliven, Paprikastreifen und Paranüsse.

Makronährstoffe zählen

Zwar geht es bei der ketogenen Ernährung nicht darum, Kalorien zu zählen, aber am Anfang der Ernährungsumstellung – und auch zwischendurch – ist es sinnvoll, Makronährstoffe zu kontrollieren. Sie spielen schließlich eine wichtige Rolle. Mittlerweile lässt sich ein Makronährstoffrechner überall im Internet finden.

> **Was sind Makronährstoffe eigentlich?** Makronährstoffe werden vom Körper genutzt, um Energie zu gewinnen. Sie sind der Sprit für den Menschen. Ohne sie läuft der Körper nicht rund. Zu den Makronährstoffen

gehören drei Bausteine: Fette, Kohlenhydrate und Proteine. Sie kommen je nach Lebensmittel in unterschiedlicher Menge vor. Sie werden in Gramm gemessen.

Natürlich gibt es auch Mikronährstoffe. Diese liefern keine Energie, sind aber für viele Prozesse im Körper lebensnotwendig. Zu ihnen zählen Vitamine, Spurenelemente, Mineralstoffe sowie sekundäre Pflanzenstoffe.

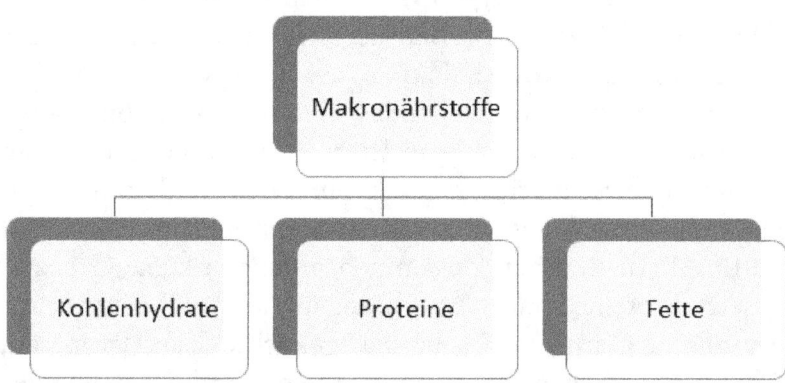

Die optimale Makronährstoffverteilung ist bei jedem Menschen unterschiedlich. Sie hängt vom Alter, Gewicht, Geschlecht, der Bewegung (Sport) und dem Gesundheitszustand ab. Das bedeutet, jeder hat einen anderen Gesamtenergiebedarf (Kalorienbedarf).

> ➤ Der Gesamtenergiebedarf setzt sich aus dem Grundumsatz (Energie für Körperprozesse wie Verdauung, Atmung usw.) und dem Leistungsumsatz (sowohl geistige als auch körperliche Aktivitäten) zusammen.

Um mit der ketogenen Diät so erfolgreich wie möglich zu sein, ist es ratsam, den persönlichen Gesamtumsatz (sprich Kalorienbedarf) zu kennen, der sich aus dem Grundumsatz und dem Leistungsumsatz zusammensetzt. Der Grundumsatz lässt sich mit einer Formel errechnen und bleibt immer gleich. Der Leistungsumsatz, sprich die Energie, die zusätzlich benötigt wird, variiert von Tag zu Tag. Je aktiver jemand an einem Tag ist, desto mehr Energie benötigt sein Körper. Bei der Makronährstoffverteilung und Ernährung sollte deshalb der Leistungsumsatz besonders berücksichtigt werden.

Mifflin-St.Jeor-Formel für den Grundumsatz

Beispiel: Frau, 65 kg, 166 cm groß und 42 Jahre alt

Formel für Grundumsatz ♀: (10 x Gewicht (kg)) + (6,25 x Größe (cm)) - (5 x Alter) - 161
Ergebnis: Grundumsatz: (10 x 65) + (6,25 x 166) - (5 x 42) - 161 = 1317 kcal am Tag

Beispiel: Mann, 95 kg, 179 cm groß und 50 Jahre alt

Formel für Grundumsatz bei ♂ (10 x Gewicht (kg)) + (6,25 x Größe (cm)) - (5 x Alter) + 5
Ergebnis Grundumsatz: (10 x 95) + (6,25 x 179) - (5 x 50) + 5 = 1823,75 kcal am Tag

Sobald der Grundumsatz ermittelt ist, geht es an die Kalkulation des Leistungsumsatzes.

Berechnung des Leistungsumsatzes mit PAL-Faktor

Für die Berechnung des Leistungsumsatzes kommt der Physical Activity Level-Faktor (kurz: PAL-Faktor) zur Anwendung. Für diese Berechnung wird die körperliche Aktivität als Grundlage verwendet. Es gibt insgesamt fünf Kategorien/Faktoren:

- ➤ Faktor 1,2 (Grundumsatz x 1,2 - 1): Wer ausschließlich sitzt oder liegt, vor allem kranke Personen

- Faktor 1,3–1,5 (Grundumsatz x 1,5 - 1): Bei Arbeitsweise, die im Sitzen stattfindet, und wenig Bewegung in der Freizeit (Büroarbeit, Kassierer)
- Faktor 1,6–1,7 (Grundumsatz x 1,7 - 1): Wer im Sitzen und Stehen abwechselnd arbeitet (Schüler, Studenten, Laboranten, Menschen im Einzelhandel)
- Faktor 1,8–1,9 (Grundumsatz x 1,9 - 1): Hausfrauen und Handwerker oder Kellner, die überwiegend stehenden Tätigkeiten nachgehen
- Faktor 2,0–2,4 (Grundumsatz x 2,4 - 1): Bei körperlich schwerer Arbeit, zum Beispiel Landwirte, Leistungssportler, Fitnesstrainer

Der Gesamtumsatz (GU) errechnet sich aus der Summe von Grund- und Leistungsumsatz. Wer seinen täglichen Gesamtumsatz (sprich Kalorienbedarf) kennt, kann nun zum nächsten Schritt übergehen und die Makronährstoffverteilung mithilfe einer entsprechenden App oder eines Rechners im Internet ermitteln. Der tägliche Kalorienbedarf wird dafür in die drei Makros unterteilt und deren Anteil in Kalorien angegeben, sodass man weiß, wie viele Kalorien an Fett, Proteinen und Kohlenhydraten man zu sich nehmen muss. Wer einen schnellen Gewichtsverlust anstrebt, sollte für die Berechnung den Gesamtumsatz um zehn bis maximal 20 Prozent reduzieren.

> **Beispiel**
>
> Eine Frau (65 Kilogramm) hat einen Gesamtumsatz von 1900 kcal am Tag. Klar ist bereits, dass nicht mehr als 20 Gramm Kohlenhydrate (80 Kalorien Kohlenhydrate, vier Prozent des GU) konsumiert werden dürfen. Der Anteil an Fett und Proteinen ist variabler, wobei der Proteinanteil bei nicht mehr als 1,3 Gramm pro Kilogramm Körpergewicht liegen sollte. In diesem Fall wären das dann (65 x 1,3) rund 84 Gramm Proteine oder umgerechnet 336

> Gramm Kalorien an Proteinen. Das entspricht 17 Prozent des Gesamtumsatzes. Der Fettanteil liegt demnach bei 79 Prozent und entspricht 1501 Kalorien oder 166 Gramm Fett.

- ➤ Ein Gramm Fett liefert rund neun Kalorien. Ein Gramm Eiweiß sorgt für vier Kalorien, ein Gramm Kohlenhydrate ebenfalls für rund vier Kalorien. Das bedeutet, dass Fett mehr als den doppelten Kalorienwert liefert als Eiweiß und Kohlenhydrate. Da die Keto-Diät aber vor allem auf Fetten aufbaut (85 Prozent), sind die Portionen entsprechend kleiner. Deshalb muss man aber nicht hungern, denn die benötigte Kalorienmenge pro Tag wird schließlich gedeckt.
- ➤ Die Makros zu kontrollieren, hilft dabei, den Körper optimal auf die Keto-Diät umzustellen. Mit der Zeit weiß man, wie die Makronährstoffverteilung abläuft, und kennt seinen Kalorienbedarf. Dann ist das Ausrechnen der Kalorien und der Makromenge nicht mehr notwendig oder nur ab und zu erforderlich.

> **Achtung**
>
> Der persönliche Gesamtumsatz pro Tag muss nicht streng eingehalten werden, aber die Kalorienzufuhr sollte nicht mehr oder weniger als 20 Prozent des Wertes über- oder unterschreiten.

Fettbedarf berechnen, da muss der Proteinanteil bekannt sein

Der Kohlenhydratanteil bleibt bei der Keto-Diät immer gleich, egal, welches Alter und Körpergewicht man hat, er beträgt stets 20 Gramm oder 80 Kalorien. Nur durch ein striktes Einhalten dieser geringen Kohlenhydratmenge kommt der Körper in die Ketose. Protein- und Fettbedarf hingegen hängen von Gewicht und Energieumsatz ab. Der Fettbedarf richtet sich dabei nach der Proteinmenge. Das bedeutet, dass zuerst der Proteinanteil ermittelt werden muss. Die Formel für die Berechnung der Proteinmenge lautet: 1,3 Gramm Protein pro Kilogramm Körpergewicht. Es ist wichtig, die exakte Menge der Proteine zu essen, da es sonst entweder zu einem Abbau der Muskelmasse kommt (bei zu wenig Proteinen) oder die Ketose nicht dauerhaft eintritt (bei zu viel Proteinen).

> Wer viel Sport treibt, seine Muskeln aufbauen möchte oder sich sonst sehr viel bewegt, sollte die Proteinmenge auf bis zu 2,2 Gramm pro Kilogramm Körpergewicht erhöhen.

Nachdem Kohlenhydrate und Proteine festgelegt sind, lässt sich der Fettbedarf ermitteln (das ist der Restwert). Der Gesamtumsatz minus der Kalorien aus Kohlenhydraten und Proteinen ergibt also den Kalorienanteil an Fett.

> **Für den Gesamtumsatz und die Berechnung der Makron**ährstoffverteilung fragen einige Rechner nach dem Körperfett. Um dieses zu bestimmen, gibt es verschiedene Möglichkeiten. Eines der gängigsten Hilfsmittel zur Messung des Körperfetts ist die Körperfettwaage mit Handsensoren. Sie schickt geringen Strom durch den Körper und bestimmt, je nachdem wie stark der elektrische Widerstand ist, den Körperfettanteil. Denn Fett leitet schlechter. Der Wert schwankt aber mit diesen Waagen etwas, sie sind deshalb nicht ganz genau. Besser ist es, eine Caliper-Zange zu verwenden. Damit lässt sich der Körperfettanteil gut messen. Einfach mit den Fingern eine Hautfalte nehmen und mit der Zange die Dicke messen. Das sollte an mehreren Stellen des Körpers wiederholt werden, damit das Ergebnis möglichst genau ist.

> Das beste Ergebnis liefert eine Analyse beim Arzt oder im Krankenhaus. Mithilfe eines DEXA-Scans wird das Körperfett exakt gemessen. Verwendet werden dafür Röntgenstrahlen. Bei dieser Methode lässt sich nicht nur das Fettgewebe, sondern auch die Fettverteilung messen. Der Scan ist allerdings nicht kostenlos und dauert etwa 20 Minuten. Er kostet rund 50 bis 80 Euro.

Die Ketose messen

Zu Beginn der Umstellung auf die ketogene Ernährung will man natürlich wissen, ob die Ketose bereits eingetreten ist oder nicht. Diese wird ab einem bestimmten Wert an Ketonkörpern im Blut erreicht.

Es empfiehlt sich also, diese zu messen.

Später bekommt man ein Gespür dafür, wie sich der Körper in der Ketose anfühlt. Dann merkt man auch ohne Messung, ob der Fettstoffwechsel aktiviert ist. Derzeit gibt es für die Ketonmessung drei Methoden:

- ➢ Messung mit Urinstreifen
- ➢ Messung mit Bluttest
- ➢ Messung mit Atemtest

Die Messung der Ketose mit einem Urinstreifen ist sicher die günstigste und einfachste Methode. Zudem eignet sie sich ideal für Einsteiger. Anstatt einen Bluttest machen zu müssen, bietet diese Variante ein unmittelbares Ergebnis an. Die Anwendung ist simpel. Einfach den Streifen kurz unter den Urin halten und nach ein paar Sekunden verändert sich die Farbe auf dem Messstreifen. Je nach Anzahl der Ketonkörper im Urin färbt sich der Streifen von leichtem Pink bis Rot. Leichtes Pink bedeutet eine geringe Anzahl an Ketonkörpern, ein dunkles Rot dagegen deutet auf viele Ketonkörper und somit auf die Ketose hin. So einfach diese Methode ist, die Nutzung von Urinstreifen ist nur am Anfang der Diät sinnvoll, denn sie kann die genaue Menge der Ketonkörper im Blut, sprich den mmol-Bereich, nicht bestimmen. Auch lässt sich nicht klären, wie gut die Ketose bei der Energiegewinnung klappt, da die im Urin enthaltenen Ketonkörper ausgeschieden wurden.

> Je besser der Körper Ketonkörper zu Energie verwerten kann, umso weniger Ketonkörper werden ausgeschieden und finden sich dann im Urin. Im Anfangsstadium der Diät ist das natürlich noch nicht der Fall, weshalb der Urinstreifen zu diesem Zeitpunkt noch seinen Zweck erfüllt.
> Je länger man sich in der Ketose befindet, desto effizienter werden die Ketonkörper vom Organismus genutzt und verwertet. Dann wird der Urintest ungenau, da die meisten Ketone im Körper verbleiben.

Nach einigen Wochen in der Ketose sollte deshalb kein Urintest mehr genutzt werden. Selbst bei hohen Ketonwerten im Blut würde dann nur eine rosa/pinke Farbe zu sehen sein. Ein Zeichen dafür, dass die Ketonkörper besser verstoffwechselt werden.

Messung mit einem Bluttest

Nach einigen Wochen mit der Keto-Diät sollte statt des Urintests der Bluttest zur Messung verwendet werden. Die Anzahl der Ketonkörper im Blut ermöglicht eine sehr genaue Bestimmung des Ketonwertes. Durch den Bluttest wird dieser Wert in Echtzeit angezeigt. Die Messeinheit ist mmol (bedeutet Anzahl der Ketonkörper pro Liter Blut). Damit man nicht ständig dafür zum Arzt muss, kann man sich ein Blutmessgerät zulegen. Dieses ist nicht ganz günstig in der Anschaffung, aber es rentiert sich, denn die Messung der Blutkonzentration ist verlässlicher und gibt ein genaues Bild davon ab, wie hoch die Konzentration an Ketonkörpern tatsächlich ist. Da es verschiedene Blutmessgeräte gibt, die unterschiedliche Ergebnisse abliefern, ist es sinnvoll, sich für ein Blutketonmeter zu entscheiden. Hier kann auch ein Kombigerät gewählt werden, das sowohl die Ketonkonzentration als auch den Blutzuckerwert misst. Die Messung erfolgt übrigens mit einem kleinen Stich in den Zeigefinger. Das Blut wird dann auf einen Messstreifen gegeben und mithilfe des Geräts analysiert.

Ketose per Atemtest bestimmen

Neben Urin- und Bluttest gibt es Geräte, mit denen sich die Ketose anhand der Atemluft messen lässt. Das Gerät wird dabei per USB mit einem Computer und einer Software verbunden und funktioniert ganz einfach. Ähnlich einem Alkoholtest wird in das Gerät hineingeblasen. Dieses misst dann den Acetatgehalt über die Atemluft und gibt eine ziemlich exakte Auskunft über die Anzahl der Ketonkörper, die sich im Blutkreislauf befinden. Die Atemtestgeräte kosten im Schnitt zwischen 110 und 180 Euro. Sie stellen eine gute Alternative zu den Bluttests da, haben aber eine größere Streubreite. Dies kann unter Umständen zu einem ungenauen Ergebnis führen.

Welche Ketonwerte sind zu beachten?

Wie erwähnt, ist die Messeinheit bei der Ketonmessung mmol. Sie gibt an, wie viele Ketonkörper sich pro Liter Blut im Körper befinden. Dabei ist es zuerst wichtig zu wissen, dass die Ketose verschiedene Stadien durchläuft. Je höher der mmol-Wert ist, umso besser funktioniert der Fettstoffwechsel. Das bedeutet, dass der Körper mehr Gewicht verliert und sich die mentale Leistungsfähigkeit zudem erhöht. Grundsätzlich ist der Mensch erst ab einem Wert von 0,75 mmol Ketonkörper pro Liter Blut in der Ketose. Werte unter diesem Niveau verweisen auf einen Eintritt in die Ketose. Ab Werten von mehr als 0,75 mmol/Liter hat sich die Ketose bereits entwickelt. Einsteiger in die Diät werden in diesem Bereich einige Tage Symptome der Keto-Grippe spüren.

> Zu Beginn kann es passieren, dass der Körper nicht dauerhaft in der Ketose verbleibt. Hier ist es sinnvoll, verschiedene Lebensmittel auszuprobieren und Sport zu treiben (Sport unter hoher Anstrengung regt die Ketose an).

Wer die Ketose erreicht hat und diese dauerhaft aufrechterhält, muss darauf aufpassen, dass die Werte bei unter 3,0 mmol/Liter bleiben. Sonst produziert der Körper eine zu große Ketonkörpermenge, welche die positiven Wirkungen auf Körper und Geist wieder rückgängig machen kann. Ein hoher Wert ist meist ein Indiz dafür, dass der tägliche Energiebedarf in der Ernährung nicht gedeckt wird und zu wenige Kalorien zu sich genommen werden. Hier ist es sinnvoll, die Menge an Fetten und Proteinen zu erhöhen.

> Optimale Ketonwerte sind Werte von rund 2,5 mmol/Liter.
> Bei einem extremen Ketonwert von mehr als 6,0 mmol/Liter sollte die Diät sofort abgebrochen und ein Arzt aufgesucht werden. Denn dann ist ein gefährlicher Stoffwechsel eingetreten, der sich Ketoazidose nennt. Dieser Wert wird bei der ketogenen Ernährung normalerweise nicht erreicht, aber wenn jemand, ohne es zu wissen, an einer bestimmten Krankheit leidet, kann es zu dieser Stoffwechselentgleisung kommen.

Deshalb ist eine regelmäßige Messung der Ketonkörper wichtig, auch um das beste aus der ketogenen Diät rauszuholen.
> Im Falle eines zu geringen Ketonwertes kann mit einer Umstellung des Ernährungsplans sowie Sport eine Verbesserung des Wertes erreicht werden. Langfristig sollte der Ketonwert zwischen rund einem bis 2,5 mmol/Liter betragen. Dieser Wert ist optimal.

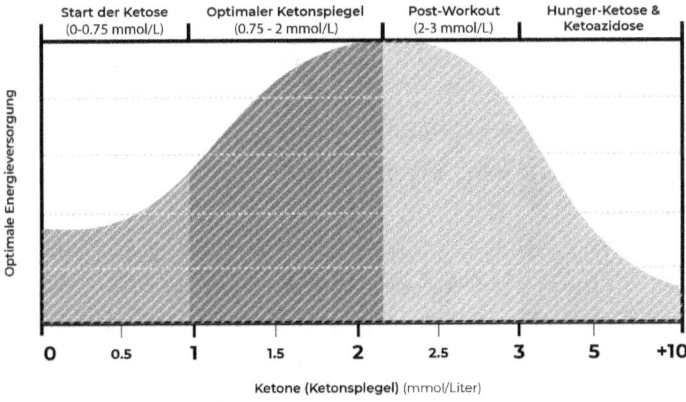

Abbildung 4: Die optimale Ketonzone (in Anlehnung an riseon.org)

Die Ketoazidose ist eine lebensbedrohliche Stoffwechselveränderung. Sie tritt bei Personen mit Diabetes mellitus auf, verursacht unterschiedliche Symptome und kann im Koma enden. Das Blut übersäuert durch die hohe Anzahl an Ketonkörpern, der pH-Wert liegt dann bei einem niedrigeren Wert als dem Normalwert. Die Ketoazidose kann zum Beispiel bei übermäßigem Alkoholkonsum, Zuckerkrankheiten oder Hungerzuständen entstehen.

Tipps zum Einstieg – Anfängerfehler vermeiden

Bei manchen Personen scheint die ketogene Ernährung nicht zu funktionieren oder nicht richtig anzuspringen. Wer schnell überschüssige Pfunde loswerden und Fett abbauen will, ist enttäuscht, wenn die Diät nicht funktioniert. Doch keine Sorge. Wenn es mit dem Abnehmen nicht klappt, liegt es meistens daran, das etwas falsch läuft. Wer sich nicht gut fühlt, muss aber häufig nur eine Kleinigkeit ändern.

Damit der Erfolg mit der Keto-Ernährung nicht ausbleibt, werden im Folgenden die häufigsten Anfängerfehler aufgezählt. Wer diese „Saboteure" meidet, wird schnell das gewünschte Ergebnis erreichen und sich zudem richtig gut fühlen.

> ➢ Keine oder falsche Vorbereitung: Die ketogene Ernährung ist nicht mit anderen Diäten vergleichbar. Sie verändert den kompletten Ernährungsplan und krempelt die normale Nahrung um. Anfänger können diese nur schwer in den Alltag integrieren, wenn sie nicht wissen, wie die Prozesse ablaufen und welche Gerichte zubereitet werden müssen. Zu Beginn der Diät ist es deshalb wichtig, sich einen Essensplan und hilfreiche Strategien zuzulegen. Die Makronährstoffverteilung auf die einzelnen Mahlzeiten erfordert einiges an Übung und Wissen. Keto-Apps und -Rechner im Internet sind eine hilfreiche Unterstützung. Sie sollten auch genutzt werden, denn bei der ketogenen Ernährung reicht es nicht, einfach Brot, Kartoffeln und Nudeln wegzulassen.

> ➢ Fett ist nicht gleich Fett: Wer an ketogene Ernährung denkt, denkt zuerst an Fett. Doch eine fettreiche

Ernährung bedeutet nicht, dass Fette aller Art gesund und sinnvoll sind. Nicht jedes Fett ist als Treibstoff für den Körper geeignet. Besonders bei den pflanzlichen Ölen ist Vorsicht geboten (dazu später mehr). Was die tierischen Fette wie Fleisch, Schmalz oder Butter betrifft, so sollten nur Lebensmittel von hoher Qualität gekauft werden. Ideal sind Bioprodukte sowie Fleisch und Eier aus Freilandhaltung. Sie haben eine höhere Nährstoffdichte und die Tiere wurden nicht mit Hormonen oder anderen Stoffen gefüttert, die beim Menschen zu Erkrankungen führen können.

- Zu viel oder zu wenig Protein: Proteine bitte nur in Maßen essen. Vor allem Fleischliebhaber sollten aufpassen. Zwar sind Wurst, Speck, Schinken, Steak, Burger, Schweineschnitzel und Hühnchen ketogen, doch zu viel davon ist für den Körper nicht gut. Pro Tag sollte die Menge an Protein maximal das 1,3-fache des Körpergewichts und nicht mehr 30 Prozent der täglichen Ernährung (je nachdem, ob man Sport treibt oder nicht) betragen. Ansonsten wird die Ketose gestoppt oder startet erst gar nicht. Wer sich wundert, dass die Ketose nicht eintritt, der sollte seinen Fleisch- und Eierkonsum überprüfen, denn dann ist womöglich zu viel Protein im Spiel.

- Zu wenig oder falsches Obst und Gemüse: Obst und Gemüse darf und muss man essen, auch wenn viele Sorten bei der Keto-Diät aus dem Speiseplan fallen. Sie stellen eine wichtige Nährstoff- und Vitaminquelle für den Körper dar. Kohlenhydratarmes Gemüse sind Zucchini, Blumenkohl, Pilze, Gurken, Brokkoli und Salate. Beim Obst sind Beeren besonders kohlenhydratarm. Aber auch andere Früchte in kleinen Mengen sind erlaubt.

- ➢ Zu viele Kalorien: Am Anfang der Keto-Diät verliert der Körper durch den Wasserverlust schnell einige Kilos. Für viele ist das die Motivation, um weiterzumachen. Doch sobald der Körper auf die Ketose umgestellt hat, geht der Zeiger an der Waage langsamer nach unten. Zwischenzeitlich kann es auch passieren, dass ein paar Tage gar nicht abgenommen wird. Letzteres hat einen Grund: Es wird zu viel gegessen, sprich zu viele Kalorien oder auch (unbeabsichtigt) zu viele Kohlenhydrate aufgenommen. Diesen Fehler machen viele Personen am Anfang. Sie wundern sich dann, warum sie plötzlich wieder zunehmen oder sich kein Abnehmeffekt einstellt. Deshalb sollte die tägliche Kalorien- und Kohlenhydratmenge zu Beginn kontrolliert werden. Fett hat zudem mehr Kalorien als die anderen Makronährstoffe. Hier sind kleinere Essensportionen gefragt. Wer auf die ketogene Ernährung umsteigt, sollte sich nicht darauf verlassen, dass die Fettpölsterchen einfach wegschmelzen, vor allem, wenn die Kalorienaufnahme zu hoch ist.

- ➢ Zu wenige Kalorien: Auch ein zu wenig an Kalorien kann dem Abnehmen und der Ketose entgegenstehen. Das Essen unterhalb eines bestimmten Kalorienwerts ist nicht gut für den Körper. Zwar darf man den täglichen Gesamtkalorienbedarf etwas einschränken, sollte es aber nicht übertreiben. Der Körper wird sonst nicht ausreichend mit Nährstoffen und Energie versorgt. Zudem kann es zu Symptomen wie Müdigkeit, Gereiztheit, Zittern, Schwindel und Unruhe kommen. Eine Ausnahme der Kalorienreduzierung stellt das Intervallfasten in Kombination mit der Keto-Diät dar. Hier wird in der Tat eine stärkere Fettverbrennung erreicht.

➢ Zu wenige Nährstoffe und gesundheitliche Probleme: Wenn bei der ketogenen Ernährung gesundheitliche Probleme auftreten, dann liegt es daran, dass ein Nährstoffmangel vorliegt. (In der Regel sind das Zink-, Selen- und Vitamin-D-Mangel). Aber in der Anfangsphase kann die Diät auch Nebenwirkungen verursachen. Verstopfung, ein erhöhter Cholesterinspiegel, Nierensteine und ein Leistungsabfall sind möglich. Wer zu wenig trinkt, erleidet zudem einen Mineral- und Elektrolytmangel, da der Körper zu Beginn große Mengen Wasser abgibt. In dieser Phase kann es notwendig sein, die Nahrung mit Magnesium, Natrium und Kalium zu ergänzen.

➢ Wer schummelt, kommt zu keinem Ergebnis: Die ketogene Ernährung ist sehr strikt. Aber genau das macht sie so erfolgreich. Wem diese Form der Diät schwerfällt, kann natürlich einmal vom Kurs abkommen. Doch wer richtig schummelt und sich selbst mit dem Gedanken betrügt: „Ach, das Stück Schokolade oder das Stück Kuchen schadet doch nicht", wird aus der Ketose kommen. Sobald zu viele Kohlenhydrate und Zucker gegessen werden, stellt der Körper wieder auf den Zuckerstoffwechsel um. Das Ergebnis: Man muss von vorne beginnen. Natürlich fällt die Umstellung nicht leicht und der Verzicht auf so viele leckere Speisen erfordert einen starken Willen, Opferbereitschaft, Motivation und Anstrengung. Doch der Aufwand lohnt sich. Ein paar Wochen Keto-Diät reichen für das Abnehmen schon aus. Dann fühlt man sich wieder wohl im Körper und darf sich im Anschluss ohne schlechtes Gewissen ein Stück Kuchen gönnen.

➢ Makronährstoffe richtig verteilen: Bei der Keto-Diät geht es nicht nur darum, den Anteil an Fetten,

Proteinen und Kohlenhydraten einzuhalten, sondern diese auch gleichmäßig über die verschiedenen Mahlzeiten zu verteilen. Darüber hinaus sollte die Ernährung ausgewogen und abwechslungsreich sein. Wer hauptsächlich tierische Produkte isst, deckt zwar relativ einfach die empfohlenen Mengen an Makronährstoffen ab, lässt aber dadurch andere Nährstoffe zu kurz kommen. Der Verzehr von grünem Gemüse und anderen vegetarischen Lebensmitteln ist wichtig, damit der Körper mit allen essenziellen Stoffen versorgt wird und kein Mangel entsteht. Eine gute Planung ist das A und O.

➢ Bei Keto-Grippe die Diät nicht weiter durchziehen: Auch das kommt oft vor. Sobald sich Symptome der Keto-Grippe einstellen, machen sich viele Sorgen und brechen die Keto-Diät vorübergehend ab. Doch der Körper muss diesen Prozess durchlaufen. Erst wenn diese Periode mit samt den Nebenwirkungen vorüber ist, hat sich der Körper auf den Fettstoffwechsel umgestellt. Die Keto-Grippe dauert zum Glück nur ein paar Tage. Der Grund ist: Der Körper hat mit Entzugssymptomen zu kämpfen.

➢ Zu viele oder falsche Milchprodukte: Milchprodukte gehören zu der ketogenen Ernährung dazu und sind auch grundsätzlich gut, da sie viele Fette enthalten (vor allem die Vollfett-Milchprodukte). Dennoch ist Vorsicht geboten, denn Joghurt und Milch haben viel Milchzucker. Selbst in einem Becher Naturjoghurt steckt bereits rund 15 Gramm Zucker. Wer zu viele Milchprodukte isst, nimmt zu viele Kohlenhydrate zu sich. Einige Menschen reagieren zudem auf Sahne, Käse und Milch mit einer Intoleranz oder einer Allergie aufgrund von Casein. Hier sollte auf Mandelmilch, veganen Käse oder andere Ersatzprodukte umgestiegen und sich nicht aufgrund der Keto-Diät mit den Milchprodukten herumquält werden.

Ketogene Ernährung und Sport

Immer wieder ist zu lesen: Sport erhöht die Ketose. Stimmt das auch? Wie gut passt die ketogene Ernährung wirklich zu sportlichen Aktivitäten? Bei der klassischen Sporternährung stehen keine Fette, sondern Kohlenhydrate und Proteine im Vordergrund. Zwar liefert der Kohlenhydratspeicher im Körper schnell viel Energie, doch reicht dieser Speicher nur bis zu einer bestimmten Kohlenhydratmenge. Studien zufolge kann der menschliche Körper maximal 2400 Kalorien an Kohlenhydraten speichern. Diese maximale Menge reicht für gerade einmal 2,5 Stunden Wettkampf aus (Burke et al., 2011). Sobald der Kohlenhydratspeicher leer ist, fällt die Energie rapide ab. Der Blutzuckerspiegel sinkt, der Körper benötigt dringend neue Kohlenhydrate. Die Folge: Der Darm leidet extrem und der Sportler ist konstant von Kohlenhydraten abhängig.

Bei Menschen, die Sport treiben und sich ketogen ernähren, sieht das anders aus. Hier muss dem Körper keine Energie durch die Nahrung, sprich in Form von Kohlenhydraten, zugeführt werden. Durch die Ketose nutzt der Körper einfach das Körperfett und produziert daraus die benötigte Energie. Bis zu 24 Stunden kann der Körper aus der Ketose Energie speisen, ohne dass Nahrung aufgenommen werden muss. Vor einem Wettkampf oder dem Training reicht ein Shake mit Kokosmilch oder Beeren aus. Dank der Ketose bleibt der Blutzuckerspiegel zudem konstant. Die Vorteile, die durch die ketogene Ernährung bei Sportlern entstehen, sind groß. Dennoch schwören viele Sportexperten weiterhin auf das Carb-Loading und Nudelpartys, um die maximale Leistung zu erbringen. Die Keto-Diät hat sich im Sportbereich noch nicht herumgesprochen und fettreiche Nahrung wird noch immer verteufelt. Nur die Bodybuilder sind bereits auf den Trichter gekommen und nutzen die Keto-Diät seit geraumer Zeit. Frühere Forschungen bestätigen, dass die Leistung mit dieser Ernährungsform entsprechend konstanter ist und auch die Darmgesundheit erhalten bleibt (Noakes et al., 2014 und Volek et al., 2014).

> Die ketogene Ernährung lässt sich mit Sport sehr gut vereinbaren. Einige Sportwissenschaftler sind sogar der Überzeugung, dass sie besser ist als jede andere Sporternährung.

Bei einigen Sportlern hat bereits ein Umdenken begonnen und diese haben dank der Keto-Diät Höchstleistungen erbracht. Dazu zählen zum Beispiel Chris Froome, der mehrmals die Tour de France gewann, sowie Ben Greenfield, einer der erfolgreichsten Ironman-Triathleten aller Zeiten. Sie ernähren sich bereits seit einigen Jahren ketogen. Allerdings gibt es keine aktuellen Studien, die ketogene Diäten im Sport unter Berücksichtigung einer Verbesserung der Leistungsfähigkeit nachgewiesen haben. Es soll aber in Zukunft Studien dazu geben, die gleichzeitig die langfristigen Effekte auf Stoffwechselfunktionen, Blutfette, Verletzungsanfälligkeit und Psyche untersuchen.

Freizeitsportler, die sich ketogen ernähren wollen, sollten während der Umstellung zuerst die Trainingseinheiten herunterfahren. Experten raten zu nicht mehr als 70 Prozent des normalen Trainings. Das gilt sowohl für Ausdauer- als auch für Krafttraining. Nach der Umstellungsphase kann dann wieder normal trainiert und das Training sogar gesteigert werden. Wer anaeroben Sport wie Schwimmen, Joggen oder Rennradfahren ausübt, profitiert am meisten von der ketogenen Ernährung. Denn bekanntlich ist Fett bei Ausdauersportarten der Energieträger Nummer Eins und führt zu einer besseren Konzentration und höheren Maximalleistung.

Was passiert mit den Muskeln bei der Keto-Diät?

Proteine und Kohlenhydrate beugen den Muskelabbau vor. Selbst Sportler, die ein Übertraining oder Untertraining betreiben, können durch Proteine und Glukose die Muskelkraft erhalten. Wer aber die ketogene Ernährung richtig nutzt, kann das auch mit der Ketose erreichen. Zwar dauert der Muskelaufbau länger, dafür beginnt er aber in den tiefliegenden Muskelfasern, was zu einem durchtrainierten und fit aussehenden Körper führt, ohne dass die Muskeln aufgequollen sind (Nair et al., 1988).

- Die Muskeln bauen sich bei der Keto-Diät nur ab, wenn diese dazu verwendet wird, um überschüssiges Fett abzubauen. Aber das passiert nur vorübergehend. Sobald die Fettpölsterchen weniger werden und das Idealgewicht nahe ist, kommt es automatisch zu einem erneuten Aufbau der Muskeln.
- Bananen, Pasta und Energydrinks helfen zwar bei akutem Leistungsabfall, bei Sportlern, die sich ketogen ernähren, werden sie aber nicht mehr benötigt.

Ein unter Sport beanspruchter Muskel verbraucht rund 300-mal mehr Energie als ein Muskel, der sich im Ruhezustand befindet. Das bedeutet, dass der Mensch viel Energie benötigt, wenn er sich im Hochleistungsmodus befindet. Der Kohlenhydratspeicher reicht nur begrenzt für die Energieversorgung aus. Danach kommt es zu einer extremen Schwächephase. Der Grund ist der Blutzuckerspiegel, der durch den Sport ins Schwanken gerät. Der Mensch muss seinen leeren Energiespeicher in der Ruhephase dringend mit neuen Kohlenhydraten

> füllen. Wer dann allerdings zu wenig Kalorien zu sich nimmt, muss mit einem Muskelabbau rechnen. (Der Körper gleicht die Energiegewinnung dann mit Eiweiß aus, das er aus den Muskeln zieht.) In der Ketose tritt dieses Problem nicht auf.

➤ Sportwissenschaftler raten trotz Ketose im Anschluss einer harten Sporteinheit dazu, innerhalb einer Stunde nach dem Training eine geringe Menge an Kohlenhydraten zu essen. 50 Gramm Kohlenhydrate sind hier ideal, denn sie stoppen die Ketose nicht (siehe zyklische Ketose). Das können zum Beispiel drei Kartoffeln oder zwei bis drei Äpfel sein.

Ketose und Sport sorgen für mehr Gewichtsverlust

In der Ketose steht Menschen, die Sport treiben, das körpereigene Fett als Hochleistungsbrennstoff zur Verfügung. Hat sich der Körper zudem an den Ketose-Stoffwechsel gewöhnt, versiegt die Kraftquelle nicht gleich wieder, wie das beim Zuckerstoffwechsel der Fall ist. Da der Blutzuckerspiegel in der Ketose gleichmäßig bleibt, muss der Organismus kein Protein in der Not nutzen, sodass beim gleichzeitigen Abnehmen so gut wie keine Muskelmasse abgebaut wird. Fitnessbewusste und Freizeitsportler setzen deshalb besonders auf die Keto-Diät. Die Grundfitness und das Wohlbefinden steigen, die persönliche Bestleistung verbessert sich und gleichzeitig wird gezielt abgenommen. Mit Sport sogar noch schneller! Vor allem beim Einstieg in die Diät ist Sport und Bewegung jeder Art sinnvoll. Dreimal die Woche Sport ist ideal.

➤ Wer in den ersten Tagen der Ernährungsumstellung gezielt Sport treibt, sorgt dafür, dass die Ketose früher einsetzt. Durch Sport werden die Glykogenspeicher im Körper rascher geleert, sodass der Körper beginnt, Fette zu verstoffwechseln. Am besten eignen sich Cardio-Workouts oder HIIT-Trainings für ein schnelles Umstellen auf die Keto-Diät. Außerdem fördern sie ein schnelleres Abnehmen, wenn der Sport regelmäßig betrieben wird.

8. Tipps zur praktischen und kreativen Umsetzung

Nachdem jetzt klar ist, was die ketogene Diät ist, wie sie funktioniert und welche Vorteile sie mit sich bringt, geht es in den folgenden Kapiteln um die praktische Umsetzung mit vielen nützlichen Tipps und Ernährungsvorschlägen. Welche Fette sind ketogen? In welchem Gemüse stecken die wenigsten Kohlenhydrate? Was darf man während der Keto-Diät trinken? Wie bestellt man im Restaurant? Ist die ketogene Ernährung auch für Vegetarier und Veganer geeignet? Dürfen sich die eigenen Kinder ketogen ernähren? Wie lässt sich die Diät in den Familienalltag integrieren? Diese und andere Fragen werden im Folgenden beantwortet. Anhand der vielen eindrucksvollen Erfolgsgeschichten, die überall zu lesen sind, gibt es mittlerweile auch viele Tipps und Tricks für die praktische Umsetzung.

So gelingt die ketogene Ernährung im Alltag

Wie in den vorherigen Kapiteln beschrieben, gibt es mehrere Möglichkeiten der ketogenen Ernährung. Sie kann mit Intervallfasten kombiniert werden oder zyklisch zur Anwendung kommen (beispielsweise fünf Tage Keto, zwei Tage Pause). Grundsätzlich muss die Diät auch nicht dauerhaft ausgehalten werden. In der Regel reicht es, sich – ähnlich wie beim Fasten – für sechs bis acht Wochen in die Ketose zu begeben. Nach dieser Zeit empfiehlt sich eine Pause von ein bis zwei Wochen, in der wieder „normal" gegessen werden darf.

Die einzige Voraussetzung ist hier: Die Kohlenhydrate sollten aus gesunden Quellen stammen. Saisonales Obst, Beeren, Hülsenfrüchte, Kartoffeln und Reis sind erlaubt. Weißbrot und Nudeln darf man ruhig weiterhin links liegen lassen.

Trotz des angenehmen Wechsels zwischen Keto-Diät und normaler Kost ist es nicht immer leicht, die ketogene Ernährung in den Alltag zu integrieren. Das sollte sich jeder bewusst sein. Vor allem für diejenigen, die diese Diät im Alleingang ausprobieren. Damit die Motivation nicht verloren geht, ist es wichtig, eigene Erfahrungen zu sammeln. Das bedeutet, sich nicht von den Erfolgsgeschichten anderer beeinflussen zu lassen. Aller Anfang ist schwer. Das gilt auch für die Keto-Diät. Also, lieber langsam starten und im ersten Versuch die Ketose nicht allzu lange durchhalten. Ein paar Wochen schafft jeder, und wenn diese erste Hürde geschafft ist, kann die Herausforderung gesteigert werden.

- In kleinen Schritten in die Keto-Diät, dann bleiben Erfolge nicht aus. Schließlich soll die Diät Spaß machen, mit Stolz erfüllen und für ein gutes Gefühl sorgen. Wer sich übernimmt oder überfordert, erlebt meist Misserfolge und ist enttäuscht.
- Die Keto-Diät hat nicht nur mit dem strikten Einhalten eines fettreichen Speiseplans zu tun, sondern auch mit mentaler Power. Jeder, der diese bereits einmal zum Einsatz gebracht hat, weiß, wie gut sie dem Selbstbewusstsein tut.

Es gibt noch ein tolles Geheimnis, das viele Keto-Diät-Anfänger nicht kennen: Bei der ketogenen Ernährung muss nicht auf Lieblingsspeisen verzichtet werden. Im Prinzip lässt sich jedes Essen in eine ketogene Speise umwandeln. Auf den Geburtstagskuchen oder das leckere Schokoladeneis muss also auch weiterhin nicht verzichtet werden. Diese

Leckereien werden einfach nur mit anderen, kohlenhydratarmen Zutaten hergestellt. Das könnte ein guter Grund sein, warum die Keto-Diät in Hollywood so angesagt ist. Denn auch die Stars möchten auf Genüsse nicht verzichten. Es lohnt sich jedenfalls, für die Keto-Ernährung zu kämpfen. Motivation und eine realistische, positive Zielsetzung helfen dabei.

Motivation und Zielsetzung

Um die Umstellung auf Keto zu schaffen und durchzuhalten, ist es sinnvoll, die eigenen Ziele positiv zu formulieren und diese stets zu visualisieren. Wohin soll die Reise gehen? Wie soll sich der Körper verändern, wie viele Kilos sollen verloren werden? Was ist der größte Veränderungswunsch? Fitter und schlanker auszusehen oder energiegeladener zu werden? Wer an sich glaubt, wird am Ende Resultate sehen. Dann fällt es auch leichter, dem inneren Hadern und den Versuchungen zu widerstehen. Und zwar selbst in Zeiten oder Momenten, in denen die Umstellung sich ganz und gar nicht leicht anfühlt. Sollte es dennoch einen Punkt geben, bei dem das Gefühl aufkommt, es nicht mehr zu schaffen, bieten Facebookgruppen und Blogs von Ketogen-Erfahrenen erste Hilfe. Dort lässt es sich mit anderen austauschen. Zudem finden sich da viele neue Inspirationen und tolle Rezepte. Mit der Zeit muss auch nicht mehr nachgerechnet werden, wie viele Kalorien bestimmte Lebensmittel haben. Das Schätzen der Makronährstoffe geht sprichwörtlich in Fleisch und Blut über. Nach all der Mühe wird die ketogene Diät viel zurückgeben. Das Leben lebt sich gesünder, freier, fitter und leistungsfähiger. Und die Lust, Neues in der Küche auszuprobieren, wächst selbst bei den unwilligsten Köchen.

Übrigens: Um die Ziele nicht aus den Augen zu verlieren und die Fortschritte festzuhalten, lohnt es sich, ein Keto-Tagebuch zu führen.

Ketogenes Tagebuch erstellen

Das Führen eines Diät-Tagebuchs ist keine Pflicht, aber es erleichtert die Planung und hilft, motiviert zu bleiben. Es dient zudem der Kontrolle und Überprüfung des eigenen Fortschritts. Gerade zu Beginn ist das hilfreich, denn wer seinen Verlauf kennt, kann problemlos Änderungen vornehmen. Alle Probleme lassen sich aus dem Tagebuch herauslesen. Und wer darüber hinaus detailliert aufschreibt, was er gegessen hat, verhindert das Schummeln und den Selbstbetrug. Eigens kreierte Gerichte und Rezepte, die besonders lecker waren, gehen in einem Tagebuch nicht verloren. Sinnvoll ist es, einen täglichen Bericht mit allen Mahlzeiten und Zutaten zu verfassen sowie die jeweilige Menge an Mikronährstoffen festzuhalten. Darüber hinaus gehören auch körperliches Befinden, Gefühlszustände, auftretende Symptome und sonstige Nebenwirkungen in das Tagebuch.

Natürlich dürfen die Erfolge nicht fehlen. Alle positiven Veränderungen wie der Verlust des Körpergewichts und der kleiner werdende Taillenumfang gehören ebenfalls hinein. Und zwar am besten mit Ausrufezeichen oder <u>einem dicken Unterstrich!</u>

Wer schreibfaul ist, kann sich gegen das klassische Tagebuch in Papierform entscheiden und sich ein digitales Logbuch oder eine Food-Tracking-App für das Smartphone oder Tablet zulegen. Darüber lässt sich die tägliche Kalorienbilanz gut im Blick behalten.

> ➤ Das Ernährungstagebuch sollte nicht als Last angesehen werden, sondern als Hilfswerkzeug und verlässlicher Pfadfinder durch den Dschungel der Keto-Diät.
> ➤ Ein eigenes Tagebuch für gelungene Keto-Rezepte ist sinnvoll. Mit Markern oder Eselsohren lässt sich jedes leckere Gericht schnell wiederfinden. Am besten bei

den Lieblingsrezepten gleich die Anzahl an Kohlenhydraten und Kochtipps dazu schreiben.
- ➢ Beim Keto-Tagebuch schützt man sich vor Selbstbetrug. Anstatt zu schätzen, hat man verlässliche Daten, die erfolgreich in die Ketose führen!
- ➢ Am Kühlschrank oder anderswo in der Küche helfen kleine Steckbriefe oder Spickzettel, auf denen die am meisten gegessenen Lebensmittel samt Kohlenhydratmenge, Fett- und Proteinanteil sowie Nährwerten stehen.
- ➢ Die ersten Tage und Wochen der Keto-Diät verliert der Körper viel Wasser. Es ist deshalb sinnvoll, die getrunkene Menge Wasser pro Tag im Tagebuch festzuhalten (mindestens einen Liter Wasser pro 30 Kilogramm Körpergewicht täglich).
- ➢ Wer Nahrungsergänzungsmittel konsumiert, sollte das ebenfalls ins Tagebuch eintragen.

Tipps gegen den Heißhunger

Heißhunger kann jeden treffen und jeder hat ihn bereits erlebt. Plötzlich kommt wie aus dem Nichts ein scheinbar unüberwindbarer Appetit auf. Es ist kein wirklicher Hunger, sondern die Lust auf etwas ganz Bestimmtes. Süßes, Scharfes, Saures, Salziges, die persönlichen Vorlieben sind unterschiedlich. Im Extremfall wird der Heißhunger so schlimm, dass er zu körperlichen Symptomen wie Zittern oder Schweißausbrüchen führt. Spätestens dann wird dem starken Verlangen nachgegeben.

Besonders zu Beginn der Keto-Diät, wenn der Körper sich noch nicht auf den Fettstoffwechsel umgestellt hat, gehört der Heißhunger auf Kohlenhydrate, Chips und Süßigkeiten sowie anderen Leckereien leider zu den größten Hindernissen. Wer hier nicht stark bleibt, bricht die Diät kurzerhand wieder ab. Dabei tritt Heißhunger im Lauf der Zeit immer weniger auf, bis er fast oder sogar komplett verschwindet. Das lästige Heißhungergefühl muss die erste Zeit einfach nur besiegt werden. Dafür gibt es zum Glück ein paar einfache Tricks. Zuerst aber wird erklärt, wie Heißhunger entsteht.

> ➢ Dass Heißhunger entsteht, hat verschiedene Ursachen. Bei der Ernährungsumstellung kommt es im Körper aufgrund des fehlenden Zuckers zu Entzugserscheinungen. Ähnlich wie beim Drogenentzug wehrt sich der Organismus und will wieder den „geliebten" Zucker haben. Der Heißhunger ist eine Folge davon. Studien belegen, dass bestimmte Lebensmittel sogar genauso abhängig machen können wie harte Drogen (Volkow et al., 2012).

Das enorme Bedürfnis nach kohlenhydratreicher und zuckerhaltiger Nahrung ist oft auch Ursache des vorherigen Ernährungsstils. Das Gehirn kann sich die Veränderungen nicht erklären und glaubt, dass der weniger werdende Glukosespiegel korrigiert werden muss. Das Gehirn sendet deshalb Signale, dass weiterhin Kohlenhydrate aufgenommen werden sollen. Heißhunger tritt aber auch durch Schlafmangel, das Rauchen von Marihuana, übermäßigen Alkoholkonsum, Stress sowie kurz vor der Menstruation oder durch bestimmte Medikamente auf. Die Lust auf „Verbotenes" entsteht zudem unbewusst aus einer emotionalen Situation heraus.

Zum Glück lässt sich der Heißhunger bei der Wurzel packen und zum Stillstand bringen. Und zwar, indem er erst gar nicht entsteht. Hier gibt es einige Methoden, die sich bewährt haben. Ein Wort, das dabei immer wieder auftaucht, ist Geduld beziehungsweise Selbstdisziplin. In der Regel verschwindet die Heißhungerattacke genauso schnell, wie sie begonnen hat. Meistens dauert sie nicht länger als eine Stunde.

Wirkungsvolle Ablenkungsstrategien, sobald es zu dem lästigen Hungergefühl kommt, sind Bewegung oder Sport. Auch ein kleiner Spaziergang oder ein Workout sind nützlich. Sie sorgen dafür, dass Dopamin ausgeschüttet wird. Das Glückshormon macht zufrieden und lindert den Heißhunger.

Ein weiterer Tipp ist, etwas zu trinken. Wer Heißhunger verspürt, hat oft unbewusst Durst. Ein Glas Wasser hilft deshalb, das Hungergefühl loszuwerden. Auch über die ketogene Ernährung lässt sich die fiese Heißhungerlust stoppen. Tierische Proteine rufen im Körper ein Sättigungsgefühl hervor (Achtung: nicht die Tagesmenge überschreiten). Das beugt die Heißhungerattacken zumindest für einige Stunden vor.

Sollte der Heißhunger dennoch stärker sein als der Wille, dann lässt sich ebenfalls tricksen. Anstatt über Schokolade oder andere Süßigkeiten herzufallen, kann der Heißhunger mit fetthaltigen Lebensmitteln wie Nüssen oder kalorienarmem Obst wie Beeren gestoppt werden. Sobald sich der Körper an die Ketose gewöhnt hat, nimmt das Heißhungergefühl automatisch ab.

> - Heißhunger wird durch starke Schwankungen des Blutzuckers und der damit einhergehenden hohen Ausschüttung von Insulin hervorgerufen. In der Ketose bleibt der Blutzuckerspiegel stabil und der Insulinspiegel konstant.
> - Die klassische Low-Carb-Ernährung und andere Diäten können das Problem des Heißhungers nicht stoppen, da es dort zu keiner Ketose kommt.
> - Wer zu viele Mengen an Eiweiß isst, löst ebenfalls die Ausschüttung von Insulin aus. In der Leber spaltet der Körper die überflüssigen Proteine zu Zucker auf.

Deshalb ist es bei der Keto-Diät wichtig, die empfohlene Proteinmenge nicht zu überschreiten.
➢ Bei einer richtig ausgeführten ketogenen Ernährung wird der Heißhunger automatisch unterdrückt und es stellt sich ein Sättigungsgefühl ein.

Ketogene Diät Wenig Kohlenhydrate Viele Fette		„Normale" Diäten Viele Kohlenhydrate Wenig Fette
Ja	Geförderte Fettverbrennung	Nein
Ja	Weniger Hunger	Nein
Ja	Bessere Sättigung	Nein
Ja	Weniger Insulin-Ausschüttung	Nein
Ja	Leichteres Fasten	Nein

Tabelle 2: Vorteile Keto vs normale Diäten
(In Anlehnung an kochketo.de)

Weitere Tipps, um den Heißhunger zu stoppen

Lebensmittel, die Heißhunger verursachen, lassen sich im Kopf mit einem unappetitlichen Bild und einer negativen Emotion verbinden, sodass dieses leckere Stück Kuchen oder Schokolade unappetitlich wirkt. Das erfordert etwas Übung, klappt aber wunderbar. Auch hilft es, sich bei Heißhunger einen Kaugummi in den Mund zu stecken. Dieser lässt das Verlangen auf Süßes verschwinden. Da Schlafmangel einer der Gründe für Heißhunger sein kann, sollte darauf geachtet werden, dass der Körper mindestens sieben Stunden Schlaf pro Nacht erhält. Im Notfall, so berichten einige Diätexperten, kann auch Zähneputzen helfen. Der Geschmack der Zahnpasta vertreibt den Geschmack auf Verbotenes. Und der letzte und einfachste Trick ist, einfach alles Ungesunde aus dem Zuhause zu verbannen.

Keto-Diät und Familie miteinander vereinbaren: So gelingt die Umsetzung

Wer auf die ketogene Ernährung umstellen will, aber nicht alleine wohnt, muss die neue Lebensweise in Einklang mit der eigenen Familie bringen. Das ist nicht immer leicht. Schließlich wollen sich die anderen Familienmitglieder nicht unbedingt ketogen ernähren. Gesunde Kinder sollten zudem keine Keto-Diät durchlaufen (dazu mehr im folgenden Abschnitt). Wie gelingt also die Umstellung, ohne dass Familie und Freunde oder man selbst darunter leidet? Die Unterstützung durch Freunde und Familie ist sicher einer der Gründe, der das Durchhalten der Diät leichter macht! Sie sind eine wichtige Stütze und bieten Halt in schwierigen Zeiten. Sollte sich das Umfeld nicht verständlich zeigen, lässt sich dennoch die Unterstützung durch Familie und Freunden erreichen. Ein wichtiger Punkt dafür ist das gemeinsame Abend- oder Mittagessen. Das stärkt die soziale Bindung. Doch wie macht man das? Kocht man für die Familie extra? Was essen die Kinder oder der Partner? Wer Kinder hat, weiß, dass genau diese Fragen zu emotionalen Diskussionen führen können. Ist man dann noch berufstätig, bleibt nicht viel Zeit, zwei oder drei verschiedene Gerichte zuzubereiten oder stundenlang in der Küche zu verbringen. Eine Möglichkeit ist, sich mit dem Partner abzusprechen, mit diesem zusammen ketogen zu essen und für die Kinder etwas anderes zu kochen. Wenn der Partner mit im Boot ist, kann dieser bei der Zubereitung der Speisen helfen oder selbst etwas kochen. Oft kann der Gemüse- und Proteinanteil für alle Familienmitglieder gleich sein. Was die Beilagen betrifft, werden für die Kinder dann nur noch Kartoffeln, Reis, Pommes oder Nudeln gekocht.

> ➢ Wer eine Familie hat, kann für die anderen Mitglieder im Voraus kochen. Vor allem Beilagen wie Reis, Linsen oder Bohnen halten sich mehrere Tage im Kühlschrank.
> ➢ Soßen und viele andere Gerichte lassen sich zudem einfrieren. Einfach bei der Zubereitung von einer Nudelsoße mehr kochen als benötigt und den Rest für das nächste Kinderessen einfrieren. So wird während der Keto-Diät Zeit in der Küche gespart.

Einige ketogene Gerichte wie Salat, Rührei oder Gemüsesuppe dürfen auch die Kinder sorglos essen. Hier muss man vielleicht am Anfang etwas Überzeugungsarbeit leisten oder Kreativität bei der Zubereitung mit einbringen, sodass das Essen von den Kindern gemocht wird. Ein weiterer Tipp: die Kinder in das Kochen mit einbeziehen. Wenn diese beim Zubereiten der Speisen mithelfen, schmeckt es ihnen viel besser.

Familienfeiern und Abendessen mit Freunden meistern

Auch Familienfeiern und Abendessen mit Freunden sind etwas sehr Wichtiges und Schönes. Man unterhält sich ausgiebig und sieht liebenswürdige Menschen wieder, man isst zusammen und die Freude, Zeit miteinander zu verbringen, ist groß. Doch genau diese Events, die eigentlich Spaß machen sollen, können ein Hindernis für Personen darstellen, die ihre Ernährung umgestellt haben. Denn nicht jeder hat Verständnis dafür. Häufig trifft man auf Widerstand bei Freunden und der Familie. Sätze wie „Stell dich nicht so an, du mochtest doch immer Kartoffelecken, sei kein Spielverderber" sind leider keine Seltenheit. So kommt schnell das

Gefühl auf, ein Außenseiter zu sein. Da kann es passieren, dass gegen den eigenen Wunsch etwas gegessen wird. Aber es gibt Möglichkeiten, in diesen Situationen passend zu reagieren. Wenn die Kinder, der Ehemann, die Eltern oder Freunde sich über die Keto-Diät aufregen, sollte ihnen in Ruhe erklärt werden, warum sich für diese Art von Ernährung entschieden wurde, und zwar am besten ohne Belehrungen.

> ➤ In der heutigen Gesellschaft gehört es zum Normalzustand, bei Familienfeiern oder Abendessen mit Freunden viel zu trinken und zu essen. Oft wird erwartet, dass man da mitzieht.

Die Menschen im eigenen Umfeld ernähren sich oft schlecht und sind sich dessen zum Teil bewusst. Sie wollen deshalb nicht hören, wie ungesund sie leben. Daher sollten sie nicht belehrt oder mit ihnen diskutiert werden. Stattdessen werden sie mit der Zeit selbst sehen, dass die ketogene Ernährungsform sichtbare Resultate hervorbringt und man gesünder und fitter aussieht. In vielen Fällen kommen Freunde und Familienmitglieder dann auf einen zu, und wollen mehr über die Diät wissen. Das ist der Moment, um mehr über die Ernährung zu erzählen und anderen als Vorbild zu dienen.

Wer bei der Familie oder Freunden zum Essen eingeladen ist, sollte nicht erwarten, dass diese extra eine ketogene Mahlzeit zubereiten. Oft kochen sie etwas, von dem sie annehmen, dass es in den Ernährungsplan passt. Wenn dem dann nicht der Fall ist, ist die Enttäuschung groß. Hier ist es sinnvoll, eigenes Essen mitzubringen und das im Voraus anzukündigen. So lassen sich diese unangenehmen Situationen verhindern. Übrigens kann damit auch gleich den Gastgebern eine Freude gemacht werden, zum Beispiel, indem ein Keto-Kuchen gebacken oder ein leckerer Salat zubereitet wird. Mit der Zeit wird die Familie die Keto-Diät akzeptiert und verstanden haben.

> Bei der Keto-Diät muss nicht auf Alkohol verzichtet werden. Trockener Weißwein und Rotwein haben wenige Kalorien. Ein bis zwei Gläser dürfen getrunken werden.
> Wer auf Unverständnis stößt, sollte sich nachsichtig zeigen, aber sich selbst treu bleiben und sich nichts aufzwingen lassen.

Keto-Diät mit Kindern: Warum diese nicht ketogen essen sollten

Wenn die ketogene Ernährung so viele Vorteile und hat und so gesund ist, warum sollten Kinder sich nicht komplett ketogen ernähren? Immerhin wird die Diät auch bei Kindern mit Epilepsie oder Krebs empfohlen, um die Symptome zu bekämpfen. Die Tatsache, dass die Keto-Diät bei kranken Kindern zur Anwendung kommt, bedeutet nicht, dass diese ohne Nebenwirkungen für sie sein kann. In der Kindheitsphase funktioniert der Körper anders, als wenn er ausgewachsen ist. Für das Wachstum und Heranwachsen spielt der Stoff IGF-1 eine wichtige Rolle. Es sorgt für die Produktion und das Wachsen von Knochen und Gewebe. Bei Erwachsenen dagegen ist das Hemmen von IGF-1 eine schöne Nebenwirkung, da sich so der Alterungsprozess verlangsamt. Eine niedrige IGF-1-Produktion ist das beste Anti-Aging-Mittel, das es gibt. Aber nicht bei Kindern! Sollte bei ihnen dieser Wachstumsfaktor gehemmt werden, führt das zu Wachstumsstörungen, die im schlimmsten Fall nicht mehr revidierbar sind und zu lebenslangen Folgeschäden führen können. Das bedeutet nicht, dass Kinder nicht zwischendurch mal ein ketogenes Gericht essen dürfen. Sie sollten der Diät nur nicht in Vollzeit folgen. Ausnahme sind, wie gesagt, Kinder mit Epilepsie und anderen schweren Erkrankungen, wobei hier die ketogene Ernährung unter Aufsicht von erfahrenen Ärzten und Experten erfolgt.

Was allerdings bei Kindern erlaubt ist, sind ketogene Speisen mit viel Omega-3-Fettsäuren. Diese Fette leisten einen wichtigen Beitrag zur Entwicklung des zentralen Nervensystems und verbessern die kognitiven Funktionen sowie die Visionsentwicklung. Auch sorgen Omega-3-Fettsäuren für eine stabile Herz-Kreislauf-Gesundheit und einen gesunden Blutdruck. Zudem schützen diese Fettsäuren bei Kindern das Immunsystem und verhindern im späteren Alter Allergien. Aus medizinischer Sicht ist es sinnvoll, den Kindern genügend Omega-3-Fettsäuren über die Nahrung zuzuführen. Gerichte, die ketogen sind, können die perfekte Quelle für diese Fette darstellen.

Ketogene Gerichte, die Kinder essen dürfen und die Omega-3-Fettsäuren enthalten, sind fetthaltiger Fisch wie Sardinen, Lachs, Sardellen, Hering oder Meeresfrüchte. Pflanzliche Keto-Lebensmittel für Kinder mit gesunden Fettsäuren sind Walnüsse, Lein- oder Chiasamen.

- Ein erhöhter Fettkonsum bei Kindern kann die Wachstumsentwicklung fördern. Es dürfen aber keine Kohlenhydrate zu kurz kommen, sonst wird das Wachstumshormon gestoppt.
- 1200 bis 1500 Kalorien benötigen Kinder pro Tag. Dabei sollte rund die Hälfte der Kalorien aus Kohlenhydraten bestehen. Allerdings empfiehlt es sich hier, gute und gesunde Kohlenhydrate zuzubereiten. Pasta, Reis und Weißbrot dürfen ruhig öfter weggelassen werden.
- Vor allem Zucker ist für Kinder absolut schädlich. Die englische Organisation „Public Health England" fand heraus, dass Kinder im Durchschnitt rund 5500 Zuckerwürfel pro Jahr zu sich nehmen. Das entspricht rund 60 Gramm Zucker pro Tag und 22 Kilogramm pro Jahr. Hier handelt es sich nur um richtigen

Zucker, Fruchtzucker und Milchzucker wurden noch nicht miteinbezogen!

Durch die Keto-Diät lässt sich der massive Zuckerkonsum in der Familie extrem einschränken. Allein der Fakt, dass bewusster für sich eingekauft wird, führt dazu, dass sich mehr Gedanken um die eigenen Kinder und deren Ernährung gemacht werden. Kinder, die wenig Zucker essen, sind gesünder und laufen nicht Gefahr, an Diabetes Typ 2 zu erkranken. (Bereits ein Drittel aller Diabetespatienten sind Kinder, und zwar aufgrund eines Überkonsums von Zucker.)

Eine Lösung für Kinder heißt Teilzeit-Keto

Die Keto-Diät lässt sich im Zusammenleben mit Kindern durchaus integrieren, sodass gemeinsam schmackhafte ketogene Gerichte gegessen werden können. Nur mit einem Unterschied: Für die Kinder werden zusätzliche Kohlenhydrate zubereitet. Bei einem Salat mit Hühnchen und Avocado können Kinder zum Beispiel ergänzend ein paar Kartoffeln oder Karotten essen. Die ketogene Ernährung für Kinder ist also in sich nicht schädlich, solange sie darüber hinaus zusätzliche gesunde Kohlenhydrate essen.

> ➤ Zum Teil erhalten die eigenen Kinder im Kindergarten oder in der Schule bereits genügend Kohlenhydrate, sodass sie am Abend vollständig ketogen essen können. Es spricht in diesem Fall nichts dagegen, dass die ganze Familie ein ketogenes Abendbrot zu sich nimmt.

Die Kinder werden mithilfe der Teilzeit-Keto mit dieser Ernährungsform vertraut gemacht, was für sie später von Vorteil sein wird. Wer dennoch unsicher ist, was die Teilzeit-Keto-Diät bei Kindern betrifft, kann sich im Vorfeld von einem Ernährungsexperten oder Arzt beraten lassen.

> Für Kinder mit Epilepsie oder einer angeborenen Stoffwechselerkrankung ist die Keto-Diät eine hocheffektive, oft sogar lebensrettende Therapieform.

Essen im Restaurant während der Keto-Diät

Wer sich schon länger ketogen ernährt und die Umstellung gut hinter sich gebracht hat, möchte vielleicht mal wieder essen gehen und sich mit dem Partner etwas Kulinarisches gönnen. Klingt allerdings nach einer Herausforderung. Ketogen im Restaurant essen, geht das? Welche Gerichte lassen sich sorgenfrei bestellen? Überraschenderweise ist es nicht schwer, ein passendes Gericht in einem Restaurant zu finden. Da spielt es auch keine Rolle, ob Italiener, Asiate, Spanier oder Steakhouse. Viele Gerichte wie zum Beispiel Antipasti sind ein Teil der Keto-Ernährung. Dazu zählen natürlich auch alle Fleischgerichte und Fischgerichte (nicht paniert). Hier muss nur auf die richtige Beilage geachtet werden. Anstatt Kartoffeln oder Pommes einfach einen Beilagensalat (ohne Croutons) bestellen. Ebenso bietet fast jedes Restaurant eine Eierspeise wie Omelett an. Für einen ausreichenden Fettgehalt ist es oft möglich, etwas Käse, Eier oder Speck dazu zu bestellen. Als Dessert lässt sich eine Beerenschale mit viel Sahne ordern.

Hier einige Beispiele für ketogene Gerichte im Restaurant:

> Tomaten-, Zucchini- oder Brokkolisuppe
> Antipasti
> Salate mit Thunfisch oder Hühnchen
> Minestrone
> gedünstete Gerichte
> Scampis vom Grill
> Hähnchenbrustfilet
> Rindersteak

➤ Die mexikanische Küche zählt zu den keto-freundlichsten Küchen. Hier wird viel mit Käse und Fleisch gekocht und die meisten Gerichte haben fetthaltige Beilagen wie Guacamole oder saure Sahne.
➤ In den meisten Restaurants ist man bereit, Gerichte für den Kunden anzupassen.

Keto-Diät im Urlaub

Wer in den Urlaub fährt, stellt sich während der Keto-Diät einer großen Herausforderung. Natürlich ist die Lust groß, im Urlaub so richtig zu schlemmen und sich nicht nur einen, sondern gleich mehrere Cheat Days zu erlauben. Viele Keto-Anwender werden schwach und vergessen auf der Reise ihre Diät-Ziele. Das Ergebnis: man fühlt sich unwohl, schlapp, enttäuscht und aufgequollen. Auch Verdauungsbeschwerden können auftreten. Das Schlimmste ist aber das Mentale. Zu wissen, dass es im Urlaub nicht gelungen ist, durchzuhalten, und damit alle bisher erzielten Erfolge – wie die Gewichtsabnahme – nichtig gemacht wurden, zehrt am Selbstbewusstsein und ist der blanke Horror. Im Anschluss wieder in die Ketose zu kommen, fällt vielen schwer. Sie geben aus Frust und Enttäuschung auf.

Das muss aber nicht passieren. Mit ein paar einfachen Tipps kann dem beschriebenen Horrorszenario vorgebeugt werden. Dazu gehören ein ausgefeilter Plan und die bewusste Entscheidung, auch im Urlaub mit der Keto-Diät fortzufahren. Im Anschluss sollte überlegt werden, welche Produkte und Lebensmittel mitgenommen werden können. Für die gesunde Fettversorgung gibt es MCT-Öl im Reiseformat zu kaufen. Das lässt sich als 100-Milliliterflasche sogar im Handgepäck mitnehmen. Des Weiteren ist es sinnvoll, sich ein paar Keto-Süßigkeiten zum Naschen einzupacken. Wenn Partner und Kinder ein Eis essen, kann man sich mit einem Keto-Riegel oder einem anderen Snack, der kohlenhydratarm ist, ebenfalls etwas gönnen. Im Hotel oder Restaurant ist es sinnvoll, auf Soßen-Gerichte zu verzichten. Diese werden meistens mit Zucker und Mehl zubereitet und haben versteckte Kohlenhydrate. Eine gute Wahl sind Gemüse mit Fisch oder Fleisch oder ein Salat. Wer im Urlaub auf Zucker im Tee oder Kaffee nicht verzichten will, sollte sich ein ketogenes Süßungsmittel einpacken und damit seine Getränke süßen. Alkohol darf getrunken werden, aber nur in Maßen, und hier sollte auf Longdrinks und Cocktails verzichtet werden. Zu guter Letzt zählt natürlich der eigene Wille! Sobald bemerkt wird, dass der Lust nicht mehr widerstanden werden kann, sollte sich ein kurzer Moment der Ruhe gegönnt werden. Am besten kurz durchatmen und sich sein Ziel innerlich vor Augen führen. Meistens geht dieser Moment genauso schnell wieder vorbei, wie er gekommen ist.

Die richtigen Keto-Lebensmittel auswählen: Erst alles andere verbannen!

Die erstmalige Auswahl der richtigen Keto-Lebensmittel stellt für viele Menschen eine Herausforderung dar. Dabei ist das gar nicht so schwer. Schwieriger hingegen ist es, beliebte Lebensmittel aus dem Vorratsschrank zu verbannen. Die Keto-Diät beginnt mit dem Abschiednehmen und Aussortieren von kohlenhydratreichen Produkten. Dazu gehören Brot, Müsli, Nudeln, Reis, Mais, Kartoffeln, Süßkartoffeln, Cornflakes, Bier, Erdnüsse, Bohnen und Hülsenfrüchte. Grundsätzlich müssen alle Vollkorn- und Getreideprodukte vom Speiseplan genommen werden. Des Weiteren sind alle süßen Lebensmittel und zuckerhaltige Produkte sowie Fertiggerichte und -soßen nicht erlaubt. Leider sind auch einige Obstsorten kein Teil der ketogenen Ernährung. Bananen und Äpfel haben einen hohen Fruchtzuckergehalt und sollten nur in ganz geringen Maßen gegessen werden. Softdrinks, Energydrinks, Eistee, Säfte (auch ohne Zucker) und selbst

Saftschorlen sollten nicht mehr zur täglichen Ernährung gehören. Was Light-Produkte angeht, sei es Light-Marmelade, Light-Butter, Light-Sahne etc., so sind diese ebenfalls tabu. Das hat allerdings mit den vielen Zusatzstoffen zu tun. Light-Lebensmittel enthalten fast immer Chemikalien, Süßungsmittel und Geschmacksverstärker.

Was macht die ketogene Ernährung also aus? Aus welchen Bausteinen besteht sie? Der Großteil der Keto-Diät beinhaltet Gemüse, Milchprodukte, Fisch und Fleisch sowie Eier. Diese Nahrungsmittel liefern viele Fette und Eiweiß. Fett ist der zentrale Energieträger im Rahmen der ketogenen Ernährung. Um die Diät zu komplementieren, wird zudem auf fetthaltige Nüsse und bestimmte pflanzliche Öle gesetzt. Welche Lebensmittel sich am besten für die ketogene Ernährung eignen, wird auf den folgenden Seiten ausführlich erläutert.

Zuvor noch einmal der Hinweis: Bevor die passenden Lebensmittel beschrieben werden, geht es um einen wichtigen Punkt: die Lebensmittelqualität. Worauf es ankommt, sind gesunde Produkte, die frei von Antibiotika, Schwermetallen, Medikamenten oder chemischen Schutzmitteln sind. Biologisches Gemüse sowie Produkte aus artgerechter Haltung sind deshalb unabdingbar für die richtige Keto-Diät.

Woher stammen die Keto-Lebensmittel?

Die Herkunft der ketogenen Lebensmittel ist wichtig. Sie müssen schließlich einen hohen Nährstoffgehalt garantieren. Bei Gemüse sollte auf regionales, biologisches Gemüse gesetzt werden, dass ohne chemische Dünger oder Schutzmittel aufgezogen wurde. Wem der Biosupermarkt zu teuer ist, findet auf Märkten und bei regionalen Bauern

Gemüse von hoher Qualität, das zudem erschwinglich ist. Natürlich hat nicht jeder Leser diese Einkaufsmöglichkeit. Deshalb kann auch im normalen Supermarkt Gemüse gekauft werden. Viele Supermarktketten und Discounter bieten mittlerweile Gemüse mit Bio-Siegel an.

> ➢ Dosengemüse sollte grundsätzlich vermieden werden, egal ob Bio oder nicht. Dieses hat viele Nährstoffe verloren. Wenn kein frisches Gemüse gekauft werden kann, stellt Tiefkühlgemüse oder fermentiertes Gemüse eine Alternative dar.

Bei tierischen Produkten, sprich Eiern, Fisch und Fleisch, sollte die Herkunft ebenfalls genau überprüft werden. Besonders wichtig ist in diesem Zusammenhang eine artgerechte Haltung. Und zwar aus ethischen Gesichtspunkten sowie aufgrund des Nährstoffgehalts. Bei Massentierhaltung und schneller Aufzucht wird häufig Kraftfutter verfüttert, welches die Nährstoffe im Fleisch zerstört. Auch bei Ölen sollte auf die Herkunft geachtet werden. Ist ein Pflanzenöl stark bearbeitet worden, kann dieses zu chronischen Entzündungen führen. Kaltgepresstes Öl ist immer das Beste. Weitere Details zu ketogenen Ölen gibt es im nächsten Kapitel. Fest steht, dass die Lebensmittelqualität ein wichtiger Punkt bei der Keto-Diät darstellt, da sonst die vielen nährstoff- und vitaminreichen Inhaltsstoffe nicht gewährleistet werden können.

> ➢ Wenn Keto-Lebensmittel aufgrund einer schlechten Verarbeitung, Qualität oder Herkunft ihre Nährstoffe verloren haben, kommt es im Laufe der Diät zu einem Nährstoffmangel und eventuellen gesundheitlichen Schäden.

9. Die richtigen Nahrungsmittel für die ketogene Ernährung

Die wichtigsten Nahrungsmittel der Keto-Diät sind Öle, Gemüse, Fleisch, Fisch und Milchprodukte. Auch Kräuter und bestimmte Tees eignen sich für die Diät.

Ketogenes Gemüse

Gemüse zählt zu den wichtigsten Lebensmitteln der Keto-Diät. Zudem sind die Zubereitungsmöglichkeiten groß. Der Kreativität sind hier keine Grenzen gesetzt. Gemüse enthält in der Regel weniger Kohlenhydrate als Obst, ist aber reicher an Mineralien, Ballaststoffen und Antioxidantien. Ballaststoffe spielen bei der Keto-Diät und in der normalen Ernährung eine wichtige Rolle für die Gesundheit des Darms und der Darmbakterien. Dennoch gibt es bei den Gemüsesorten Unterschiede. Gemüse, das oberhalb des Erdbodens wächst, ist für die ketogene Ernährung am besten geeignet. Dazu zählen unter anderem Salat, Spinat, Auberginen, Kohl, Paprika, Zucchini, Gurken, Oliven, Pilze, Artischocken und Brokkoli Hier lassen sich noch viele weitere Beispiele nennen. Grundsätzlich sind alle grünen Gemüsesorten besser geeignet als gelbes und rotes Gemüse. Der Grund: Letztere sind kohlenhydratreicher.

> ➤ Rote Bete, Kürbisse, Karotten, rote Paprika sind bei der Keto-Diät nicht verboten, sollten aber aufgrund der Kohlenhydrate nur in Maßen verzehrt werden.

Zu den Boostern unter den Keto-Gemüsen zählen schwarze Oliven und Pilze. Schwarze Oliven sind besonders nutritiv, denn sie besitzen viele Fette. Der Fettanteil liegt bei 45 Prozent und mehr. Es handelt sich dabei um gesunde, einfach ungesättigte Fettsäuren. Ebenfalls sehr nährstoffreich sind Pilze. Sie sind zudem besonders kohlenhydratarm und besitzen viele Proteine, Mineralstoffe sowie Vitamin B. Schnittlauch und Blattsalate in allen Varianten und Sorten sind ebenfalls ideal für die ketogene Ernährung. Auch Zwiebeln und Frühlingszwiebeln dürfen natürlich zum Verfeinern von Speisen verwendet werden.

Tomaten zählen zwar zu den Früchten, werden aber von vielen als Gemüse angesehen. Sie lassen sich aufgrund der wenigen Kohlenhydrate problemlos verzehren. Es sei denn, die Tomaten sind schon sehr reif, dann können sie vermehrt Kohlenhydrate enthalten.

> ➢ Nochmal zum Verständnis: Ideales ketogenes Gemüse ist alles Gemüse mit Blättern sowie grünes Gemüse.

Gemüse hat bis auf Oliven einen geringen Fettanteil. Es kann aber Träger für Fett werden. Zum Beispiel, in dem das Gemüse mit Butter, Schmalz, Kokosöl oder einem anderen ketogen-geeigneten Öl gebraten oder gewürzt wird. Auch Sahne, ein Dip oder Käse können ergänzend dazugegeben werden.

Nüsse bei der Keto-Ernährung

Nüsse aller Art passen ideal zur Keto-Diät. Einen besonders hohen Fettanteil haben Macadamianüsse, Mandeln, Mohn, Chia- und Leinsamen. Zum Teil liegt der Fettanteil – vor allem der der gesunden Fettsäuren – bei über 76 Gramm. Nüsse belegen damit die Top-Platzierung, was den Fettgehalt betrifft. Sie können als Snack zwischendurch oder als Topping für Speisen genutzt werden.

> Übrigens: Eine Handvoll Mandeln deckt schon rund zehn Prozent des täglichen Bedarfs an Kalzium. Die gleiche Menge an Kürbiskernen deckt ein Viertel des Zinkbedarfs.

Obst, dass zur Keto-Diät passt

Obst gehört zu jeder Ernährung dazu. Es ist gesund und beinhaltet viele Vitamine, Nährstoffe und Ballaststoffe. Zudem ist bekannt, das Obst Entzündungen lindern kann und viele weitere gesundheitsfördernde Eigenschaften besitzt. Jedoch hat Obst auch viel Fruchtzucker und in der Regel zahlreiche Kohlenhydrate. Deshalb steht es auf dem Speiseplan der ketogenen Ernährung nicht an erster Stelle. Einige Obstsorten sollten darüber hinaus gemieden werden, weil sie besonders viel Fruchtzucker, sprich Kohlenhydrate, beinhalten. Da bei der Keto-Diät nur eine sehr geringe Menge an Kohlenhydraten erlaubt ist, wird die erlaubte Dosis bei einem hohen Konsum von Obst schnell überschritten. Eine Ausnahme gibt es aber: die Avocado. Sie ist die Trendfrucht der Keto-Diät und besitzt einen hohen Fettgehalt. Zudem schmeckt sie lecker und ist vielseitig verwendbar. Sie lässt sich in viele Gerichte integrieren.

> Avocados haben reichlich ungesättigte Fettsäuren, die nicht nur gut vom Körper verstoffwechselt werden können, sondern auch lange satt machen. Da diese Frucht zahlreiche Ballaststoffe enthält, hat sie eine positive Wirkung auf die Verdauung. Darüber hinaus füllt die Avocado den Elektrolytspeicher im Körper wieder auf und reguliert den Flüssigkeitshaushalt.

Nun aber zu den Obstsorten, die während der Diät gegessen werden dürfen. Das sind unter anderem alle Beeren. Sie besitzen einen niedrigen Zuckergehalt und haben zwischen vier und acht Gramm Kohlenhydrate pro 100 Gramm. Das hält sie aber nicht davon ab, viele Nährstoffe und

Antioxidantien zu haben. Sie gehören deshalb in jedem Fall zur ketogenen Ernährung.

Folgende Beeren bereichern die Keto-Diät: Brombeeren, Erdbeeren, Johannisbeeren, Heidelbeeren, Himbeeren, Preiselbeeren, Cranberries, Sanddorn, Stachelbeeren, Taybeeren, Weinbeeren.

Neben Beeren dürfen bei der ketogenen Ernährung Zitronen, Papayen, Melonen, Aprikosen und Nektarinen nicht zu kurz kommen. Auch sie haben einen niedrigen Anteil an Zucker. Sie bringen es auf rund zehn Gramm Kohlenhydrate pro 100 Gramm.

> Leider sind Bananen, Ananasse, Äpfel, Orangen, Birnen, getrocknete Früchte und Mandarinen nicht empfehlenswert. Sie haben zwischen 15 und 25 Gramm Kohlenhydrate pro 100 Gramm. Eine Banane kann bereits die Ketose stoppen.

Ketogene Fleisch- und Fischprodukte

Fisch, Geflügel und Fleisch haben so gut wie keine Kohlenhydrate, aber dafür jede Menge an Fetten. Deshalb sind sie bei der Keto-Diät erlaubt. Hier gibt es auch keine Einschränkungen, was die Art des Fleisches oder Fisches angeht. Je fettiger, desto besser ist die Devise. Einzige Ausnahme sind Innereien. Sie haben pro 100 Gramm rund vier Gramm Kohlenhydrate. Sie dürfen und sollen trotzdem gegessen werden, da sie viele wichtige und seltene Nährstoffe enthalten. Es kommt hier nur auf die Menge an Innereien an.

> Wie bereits im Buch erwähnt, sollte es sich um frisches Fleisch in Bio-Qualität oder um Freilandhaltung handeln. Nur dann sind alle wichtigen

Nährstoffe und Mineralien wie Vitamin B, Kalium, Zink, Omega-3-Fettsäuren, Antioxidantien, Linolsäure und Selen enthalten.
- ➢ Fleisch und Geflügel stellen eine hervorragende Quelle für Eiweiß dar. Deshalb gilt: Entweder Eier oder Fleisch. Beides zusammen enthält zu viele Proteine, sodass schnell die maximale Menge überschritten werden kann.

Eier eignen sich perfekt für eine ketogene Ernährung, weil sie nicht nur Protein, sondern vor allem viel Fett und jede Menge Nährstoffe aufweisen. Es müssen auch keine Hühnereier sein. Gänse- oder Wachteleier sind ebenfalls geeignet.

Ketogene Milchprodukte

Milchprodukte spielen bei der ketogenen Ernährung eine wichtige und große Rolle. Allerdings sollten sie am Anfang der Diät lieber gemieden werden, da sie einen kleinen Nebeneffekt haben: Sie lassen den Insulinspiegel ansteigen und können deshalb zu Beginn der Ernährungsumstellung die Stabilität der Ketose beeinflussen.

Sobald sich der Körper an die Ketose gewöhnt hat, dürfen Milchprodukte wieder in den Speiseplan aufgenommen werden. Ideal sind Produkte mit hohem Fettgehalt wie Sahne, Weidebutter, Hüttenkäse, Milch, Frischkäse, Quark, Joghurt, Crème fraîche oder Mascarpone. Sie liefern viele hochwertige Nährstoffe und unterstützen damit die gesunde Ernährung. Aus den Milchprodukten lassen sich übrigens leckere Desserts kreieren. Auf eine süße Nachspeise muss bei der Keto-Diät also nicht verzichtet werden. Was Käse betrifft, so passen fette Käsesorten wie Mozzarella, Parmesan, Gouda, Ziegenkäse, Schafskäse, Camembert und Gorgonzola perfekt in den Ernährungsplan der Keto-Diät.

- Milchproduktvarianten mit 40 Prozent Fett haben einen recht hohen Milchzuckeranteil. Das gilt vor allem für Joghurt und Quark. Zu viel davon sollte deshalb nicht gegessen werden.
- Auch bei den Milchprodukten gilt: keine Light-Produkte.
- Damit es bei Käse und Co. zu keinem Überkonsum kommt, ist es sinnvoll, mit einer App die Kalorienmenge zu bestimmen. Bereits kleine Mengen an Milch oder Käse können unter Umständen viele Kalorien haben. Ein Stück Käse von 100 Gramm enthält zwischen 200 und 450 Kalorien.
- Gut gereifter Bergkäse ist besonders kohlenhydratarm und reich an gesunden Omega-3-Fettsäuren und Vitamin D. Auch Ziegen- und Schafkäse eignen sich gut für die Keto-Diät.

Die richtigen Fette bei der ketogenen Ernährung

Da Fette ein komplexes Thema sind und bei der ketogenen Ernährung den Hauptbestandteil ausmachen, widmet das Buch den Ölen eine ausführlichere Beschreibung. Werden nämlich die falschen Fette oder zu viele eines bestimmten Fettes verwendet, tritt der gewünschte Effekt der Keto-Diät nicht ein und es kann zu gesundheitlichen Problemen kommen.

Grundsätzlich sind alle tierischen Fettquellen, sofern sie von Weidetieren aus ökologischer Haltung stammen, erlaubt. Auch Butter, Kokosfett und Palmfett sind ideal und können ohne schlechtes Gewissen verzehrt werden, da sie gesättigte Fettsäuren haben.

Bei den pflanzlichen Fetten muss allerdings näher hingesehen werden. Wichtig ist, nur naturbelassene, kaltgepresste und unverarbeitete Öle zu nutzen. Hier lohnt es sich, etwas mehr Geld auszugeben. Zudem sollten Ölsorten gewählt werden, die reich an Omega-3-Fettsäuren und fettlöslichen Vitaminen (vor allem Vitamin D) sind. Diese Fettsäuren haben viele positive Eigenschaften und sind gut für das Herz und die Allgemeingesundheit. Personen, die an Herzkrankheiten, Diabetes, Krebs oder Fettstoffwechselstörungen leiden, können durch Omega-3-Fettsäuren das Todesrisiko reduzieren (Bhatt et al., 2019).

Öle, die reich an Omega-3-Fettsäuren sind, sind unter anderem Lein-, Hanf- und Nussöl sowie alle Fischöle. Das wohl beliebteste Pflanzenöl ist das native Olivenöl, welches sich aufgrund seines speziellen Geschmacks bestens zum Braten sowie Verfeinern von Salaten und warmen Gerichten eignet. Avocado- und Macadamianussöl sind für ihre hochwertigen Omega-3- und Omega-6-Fettsäuren bekannt und daher eine gute Wahl für das ketogene Kochen. Die meisten anderen Pflanzenöle, z. B. Sonnenblumen-, Soja- oder Rapsöl sind zwar günstiger, aber weniger hochwertig und daher nicht zu empfehlen.

> ➤ Täglich sollten mindestens vier bis sechs Gramm Omega-3-Fettsäuren zu sich genommen werden. Am einfachsten wird diese Menge mit Leinöl erreicht. Dieses hat 55 Gramm Omega-3-Fettsäuren pro 100 Milliliter, entsprechend reicht ein Esslöffel Leinöl am Tag bereits aus. Durch das Öffnen der Ölflasche lässt die Menge an Omega-3-Fettsäuren bald nach. In diesem Fall sind vier bis sechs Esslöffel eines Omega-3-Fettsäure-Öles über den Tag verteilt ideal.

Neben den Omega-3-Fettsäuren gibt es auch Omega-6-Fettsäuren. Diese sind lebenswichtig und müssen dem Körper von außen zugeführt werden. Sie sind für die Knochen-, Haut- und Haargesundheit verantwortlich. Aber viele Lebensmittel enthalten bereits Omega-6-Fettsäuren (Linolsäure, Gamma-Linolensäure, Dihomogammalinolensäure und Arachidonsäure). Eine zu große Menge dieser Fettsäuren schadet dem Körper.

- ➢ Bei der Keto-Diät sollten pflanzliche Öle mit einem sehr hohen Gehalt an Omega-6-Fettsäuren unbedingt weggelassen werden. Sonst wirken sie entzündungsfördernd und immununterdrückend. Sie können sogar bei Krebspatienten das Wachstum der Tumorzellen fördern.
- ➢ Pflanzliche Öle mit einem hohen Omega-6-Fettsäuregehalt sind Distel-, Sonnenblumen-, Kürbiskern-, Maiskeim-, Sesam- und Traubenkernöl. Diese bitte meiden!

Wunderöl MCT – was es kann und was es ist

Am besten geeignet für eine ausgewogene ketogene Ernährung sind sogenannte MCT-Öle aus mittelkettigen Fettsäuren. MCT bedeutet „mittelkettiges Triglycerid". In Studien ließ sich nachweisen, dass sich diese Öle besonders positiv auf das Gewicht auswirken. Unter anderem stoppen sie das Hungergefühl, bauen Ketonkörper auf und erhöhen die sportliche Ausdauer. Zudem sorgen sie für ein schnelles Abnehmen. Auch steigern MCT-Öle die Energie, denn sie werden sehr einfach vom Darm in den Organismus abgegeben und schnell zur Energiegewinnung herangezogen. Sie stellen die beste, einfachste, nicht belastende Energiequelle für den Körper dar. Leider kommt MCT kaum in Lebensmitteln und wenn, nur in sehr geringer Konzentration vor. Es findet sich in Milchfett, Palmkern- und Kokosnussöl. Mit einem speziellen Verfahren wird deshalb aus Kokosnuss- und Palmöl reines MCT-Fett gewonnen. Das diätetische Öl aus mittelkettigen Triglyceriden kann Fettverwertungsstörungen vorbeugen und dafür sorgen, dass der Körper mit vielen fettlöslichen Vitaminen ausgestattet ist.

- ➢ Achtung: MCT-Öl ist nur bis 150 °C hitzestabil. Es eignet sich nicht zum Braten und Frittieren. Auch die MCT-Margarine sollte ausschließlich als Aufstrich oder zum Backen verwendet werden.
- ➢ MCT kommt in natürlichen Lebensmitteln kaum vor. Deshalb ist der Körper zuerst nicht an die mittelkettigen Fette gewöhnt. So kann es am Anfang Unverträglichkeiten wie Übelkeit, Durchfall, Erbrechen und Sodbrennen auslösen. Es ist deshalb ratsam, die MCT-Zufuhr langsam über mehrere Tage zu steigern, damit sich der Organismus an das Fett gewöhnen kann.
- ➢ MCT-Öle haben keine essenziellen Fettsäuren. Einige Hersteller bieten deshalb inzwischen MCT-Öle an, die mit diesen Fettsäuren angereichert sind.
- ➢ MCT-Fette eignen sich ideal zur Vorbeugung von Übergewicht. Bei Übergewichtigen führt MCT zu einer schnellen Gewichtsreduktion.
- ➢ Kokosöl gibt es auch als MCT-Variante. Aber auch ohne MCT ist Kokosöl in der ketogenen Küche sehr beliebt. Da es fast komplett aus gesättigtem Fett besteht, eignet es sich hervorragend zum Braten.

Kräuter und Gewürze, die eine ketogene Diät unterstützen

Die ketogene Küche lässt sich mit vielseitigen Gewürzen und Kräutern aufpeppen. Von Apfelessig, Ceylon-Zimt, Koriander und Kakaopulver über Kokosnussaminos, Ingwer, Oregano, Petersilie, Rosmarin und Meersalz bis hin zu Thymian, Kurkuma und Vanilleschoten ist alles erlaubt. Gewürze und Kräuter haben einen festen Platz in der Keto-Diät. Es gibt sogar Gewürze, die den Abnehmprozess und die Gesundheit fördern und deshalb besonders wertvoll sind. Einige von ihnen sind sogar krebshemmend.

Curcumin (Kurkuma), der gelbe Farbstoff, der aus der Curcuma longa stammt, darf in keiner ketogenen Küche fehlen. Kurkuma ist in der Regel Hauptbestandteil von gelbem Curry, sodass dieses auch in Curryform erworben werden kann. Das Besondere an Curcumin ist seine krebshemmende Eigenschaft. Zudem kann es das Stoffwechselenzym Glyoxalase, welches in Krebszellen aktiv ist, hemmen. Doch das ist noch nicht alles: Curcumin beugt Entzündungen aller Art vor und verbessert ihren Heilungsprozess. Zudem hilft es beim Abnehmen, schwächt Schmerzen ab und lindert die Symptome zahlreicher Krankheiten. In Verbindung mit Fetten und etwas Pfeffer wirkt es optimal. Da es nicht zu hoch erhitzt werden darf, sollte Curcumin erst am Ende zugegeben werden. Es passt aber auch ideal in eine Soße, ein Salatdressing oder einen Dip. Mittels klinischer Studien (Chrubasik-Hausmann, Uniklinik Freiburg) wurde herausgefunden, dass eine Menge von zwei bis acht Gramm Curcumin am Tag ausreichend ist. Das entspricht ein bis zwei Teelöffeln.

Ingwer gehört zu den Gewürzen, die auf täglicher Basis empfohlen werden. Sicher ist Ingwer nicht bei jedem beliebt, denn die Knolle sorgt für eine gute Schärfe. Dennoch: Ingwer als Tee oder in Gerichten ist sehr gesund, denn das Gewürz hat Stoffwechsel-anregende Wirkungen, erhöht den Blutfluss im Körper und sorgt für ein wohliges und warmes Gefühl. Darüber hinaus ist Ingwer für viele weitere Gesundheitswirkungen bekannt: Das Gewürz hat entzündungshemmende, antibakterielle und verdauungsfördernde Eigenschaften. Zudem wirkt sich Ingwer positiv auf den Cholesterinspiegel aus. Wichtig zu wissen ist, dass Ingwer Kohlenhydrate besitzt, und zwar 18 Gramm auf 100 Gramm. Das sollte man im Hinterkopf haben.

Ein weiterer Gesundheits-Booster ist **Zimt**. Das vielseitig anwendbare Gewürz hat zahlreiche gesundheitliche Vorteile und kann verschiedene Krankheiten mildern. Sei es Diabetes, Cholesterin oder Schmerzen, eine Portion Zimt hilft. Außerdem lassen sich Entzündungen jeglicher Art lindern. Zudem hat Zimt antioxidative Eigenschaften.

Mit **Kardamom** kommt Würze und Leben in die Gerichte der ketogenen Küche. Selbst der morgendliche Kaffee oder Tee lässt sich damit aufpeppen. Die Möglichkeiten, Kardamom zu verwenden, sind vielfältig. Der Geschmack ist süßlich, nussig und zitrisch. Gesundheitlich hilft es, einen gestressten Magen-Darm-Trakt zu lindern und Krämpfe zu lösen. Des Weiteren regt Kardamom die Verdauung an und kann Blähungen stoppen.

Kreuzkümmel und Kümmel sind erdige, nussige Gewürze, die seit Jahrhunderten in der Küche und Volksmedizin zur Anwendung kommen. Sie lassen sich vielseitig anwenden und eignen sich hervorragend, um verschiedene Gerichte zu verfeinern. Zu den gesundheitlichen Vorteilen, die Kümmel und Kreuzkümmel haben, gehören die Förderung der Verdauung und die Hemmung von lebensmittelbedingten Infektionen. Forscher haben zudem herausgefunden, dass Kümmel in Zusammenhang mit der Keto-Diät den Gewichtsverlust verbessert und für einen stabilen Blutzucker sorgt. Auch hält es den Cholesterinwert stabil. Kreuzkümmel kommt in Chili-Mischungen, Tamales und indischen Currys vor. Es eignet sich hervorragend zum Würzen fast jeden Gerichts.

Italienisches Gewürz ist eines der Grundgewürze der ketogenen Küche. Die beliebte, klassische Kombination aus aromatischen Kräutern wie Oregano, Thymian und Basilikum verleiht jedem Gericht einen tollen, einzigartigen Geschmack. Die gesundheitlichen Wirkungen sind bei dieser Würzmischung zahlreich: appetitanregend, antibakteriell, antiviral, fungizid, verdauungsfördernd, durchblutungsfördernd, stimmungsaufhellend, entzündungshemmend und schmerzlindernd. Des Weiteren hilft die italienische Gewürzmischung bei Magenverstimmungen, Schlaflosigkeit, Migräne und Kopfschmerzen. Sie kurbelt den Kreislauf an, baut Stress ab und hilft bei Erkältungen oder Atemwegserkrankungen. Auch haben die italienischen Kräuter krampf- und schleimlösende Wirkungen.

Sumach ist ein beliebtes türkisches Gewürz. Hierzulande haben viele noch nicht davon gehört. Doch Sumach, das aus Sumachbeeren gewonnen wird, ist mittlerweile ein echter Geheimtipp. Mit seinem zitronigen, würzigen Geschmack passt es perfekt zu Fleisch und Fisch, aber auch herzhafte Gerichte oder Salate lassen sich damit verfeinern. Optimal zur Geltung kommt es, wenn Sumach mit Salz gemischt wird. Es hat eine verdauungsfördernde Eigenschaft und wird in der ketogenen Küche gerne fettreichen Speisen hinzugefügt. Bei regelmäßigem Verzehr kann Sumach Herz und Kreislauf stabilisieren und den Alterungsprozess verlangsamen.

Diese und andere Gewürze passen perfekt zur ketogenen Ernährung. Hier eine Liste der Gewürze, die wenige Kohlenhydrate pro Esslöffel haben:

Bis zu einem Gramm Kohlenhydrate pro Esslöffel:

- Minze
- Estragon
- Basilikum
- Ingwerpulver
- Zimtpulver
- Schwarzer Pfeffer
- Chinesisches Gewürz
- Gewürznelken
- Garam Masala
- Koriander

Bis zu sechs Gramm Kohlenhydrate pro Esslöffel:

- gemahlener Kreuzkümmel (2,75 Gramm)
- Cayenne (3 Gramm)
- Oregano (3,3 Gramm)
- Paprika (3,8 Gramm)
- Currypulver (3,7 Gramm)
- Kürbiskuchengewürz (3,9 Gramm)
- Chilipulver (4,1 Gramm)
- Kurkumapulver (4,4 Gramm)
- Zwiebelpulver (5,4 Gramm)
- Knoblauchpulver (6 Gramm)

Ketogene Getränke

Zu einem optimalen Keto-Lebensstil gehört auch, das Richtige zu trinken. Gibt es neben Wasser überhaupt noch andere Getränke, die bei der ketogenen Ernährung erlaubt sind? Was darf bei einer ketogenen Diät getrunken werden? Sicher, Wasser ist die einfachste und beste Option, aber lange nicht die einzige Möglichkeit.

Doch zuerst werden die Getränke aufgezählt, die bei einer ketogenen Diät vermieden werden sollten. Dazu zählen Fruchtsäfte, Limonaden, Sportgetränke und Energydrinks. Sie enthalten in der Regel zu viele Kohlenhydrate. Der Zuckergehalt bei Fruchtsäften ist sogar extrem hoch. Wahre Zuckerbomben sind auch Energydrinks wie Powerade, Gatorade und Vitaminwasser. Sie enthalten außerdem chemische Süßstoffe aus Dextrose und somit viele Kohlenhydrate.

- Wer wegen des Sports nicht auf Elektrolytgetränke verzichten will, kann selbst eines herstellen. Einfach Kokosnusswasser mit einer Prise Meersalz mischen.

Die besten Keto-Getränke haben keine Kohlenhydrate

Neben Wasser und Mineralwasser dürfen Tee, Hühner-, Gemüse- und Knochenbrühe getrunken werden. Auch Kombucha und Kokoswasser sind erlaubt. Des Weiteren sind Kaffee und pflanzliche Milch aus Mandeln eine Option. Wer etwas Süßes trinken will, kann sich aus Beeren einen Smoothie zubereiten. Dennoch sollte Wasser die Hauptquelle der Flüssigkeitszufuhr darstellen. Wasser erleichtert die Verdauung und hilft gegen Müdigkeit und Heißhunger. Es hält den Energiehaushalt des Körpers im Gleichgewicht. Für etwas Geschmack kann jederzeit ein Spritzer Zitrone oder Limette beigefügt werden. Wasser lässt sich auch aromatisieren, indem eine Erdbeere, ein Stück Gurke oder Melone ins Glas gegeben werden.

Tee enthält keine Kohlenhydrate und schwarzer und grüner Tee haben verschiedene gesundheitliche Vorzüge. Studien zeigen, dass diese beiden Teesorten metabolische Vorteile haben und das Risiko von Diabetes, Krebs und Herz-Kreislauf-Erkrankungen vermindern können. Auch haben sie eine Anti-Aging-Wirkung (Khan, 2013). Besonders wirksam sind Earl Grey, English-Breakfast-Tea, Masala Chai, Sencha-, Matcha- und Jasmintee.

> ➤ Neben grünem und schwarzem Tee sind Kräutertees ideal für die Keto-Diät geeignet. Getrunken werden darf jeder Kräutertee. Pfefferminze, Ingwer und Kamille hydratisieren und haben medizinische Gesundheitseffekte.
> ➤ Diätexperten raten oft zu Kombucha. Das ist ein fermentiertes Getränk, das aus Tee, Zucker, Hefe und Bakterien (einer symbiotischen Kultur) hergestellt wird. Es zählt zu den natürlichen Probiotika, besitzt Vitamin B und unterstützt eine gesunde Darmflora. Darüber hinaus stärkt Kombucha das Immunsystem

und kann verschiedene Krankheiten vorbeugen. Da das Getränk Zucker enthält, sollte vor dem Kauf ein Blick auf die Zutatenliste geworfen werden. Es gibt nämlich auch zuckerarmen Kombucha zu kaufen.
- ➢ Kokoswasser ist sehr gesund und hat viele gesundheitsfördernde Eigenschaften. Darüber hinaus stecken zahlreiche Nährstoffe in dem Getränk. Als Durstlöscher bekannt, soll das Kokoswasser den Körper von Quecksilber entgiften, Durchfall lindern und den Körper hydrieren. Sportler trinken es gerne, da es den perfekten Iso-Drink darstellt. Des Weiteren enthält Kokoswasser große Mengen an Kalium und Natrium. Auch stecken in Kokoswasser Magnesium, Kalzium, Vitamin D, Eisen und andere Vitamine. Damit ist dieses Getränk ideal, um sich während der ketogenen Diät mit ausreichend Nährstoffen zu versorgen. Eine tägliche Menge von 300 bis 500 Milliliter Kokoswasser reicht schon aus. Beim Kauf sollte darauf geachtet werden, dass es sich um 100-prozentiges Bio-Kokoswasser handelt.

Darf man während der Keto-Diät Alkohol trinken?

Alkohol ist bei der Keto-Diät nicht verboten. Allerdings sollten alkoholische Getränke jeglicher Art grundsätzlich nur in Maßen getrunken werden, da sie viel Zucker und Kohlenhydrate enthalten. Wenn zu viel Alkohol getrunken wird, wirkt sich das negativ auf die Produktion von Ketonkörpern aus. Wer aber von Zeit zu Zeit ein Glas Wein oder bei einem gesellschaftlichen Anlass einen Schnaps trinken möchte, kann das tun. Tatsächlich ist die beste Wahl Schnaps, denn dieser besitzt die wenigsten Kohlenhydrate. Auch in Tequila, Likören und Whisky ist nur wenig Zucker vorhanden. Diese alkoholischen Getränke beeinflussen den Blutzucker- und Insulinspiegel weniger. Was Wein betrifft, ist trockener Rotwein am besten geeignet. Ein Glas Cabernet Sauvignon enthält nicht einmal vier Gramm Kohlenhydrate.

> Ideale alkoholische Keto-Getränke sind Whisky, Tequila, Rum, Wodka, Gin, Brandy und Cognac.

Bulletproof Coffee gehört zu jeder Keto-Diät

Der Bulletproof Coffee ist in diesem Buch schon mehrmals erwähnt worden. Er wird von vielen Hollywoodstars und Sportlern angepriesen und ist derzeit aufgrund der vielen positiven Effekte, vor allem der hungerstillenden Eigenschaften, bei allen Fitnessbewussten in Mode. Auch in der ketogenen Ernährung gehört der Bulletproof Coffee zu den beliebtesten Getränken. Erfunden wurde diese spezielle Kaffeekreation von Dave Asprey, dem amerikanischen Biohacker. Die Zubereitung ist einfach: Zuerst wird Filterkaffee oder Espresso gekocht und dieser dann zusammen mit einem Esslöffel Weidebutter und einem Esslöffel MCT-Öl in eine Tasse gegeben. Das Ganze wird dann mit dem Stabmixer vermischt. Diese fetthaltige Energiebombe ersetzt jedes Frühstück und sorgt für einen energiereichen Start in den Tag. Das ketogene Trendgetränk regt zudem die Synthese von Ketonkörpern an. Der Grund ist die Kombination aus Koffein und Lipiden. Da das MCT-Öl aus mittelkettigen Fettsäuren besteht (siehe Kapitel über ketogene Öle) wird der Stoffwechsel nicht nur angeregt, auch der Abnehmprozess wird gestartet. Die im Bulletproof Coffee enthaltene Weidebutter ist besonders fettreich. Sie enthält zudem viele Omega-3-Fettsäuren, die dafür sorgen, dass die Blutfettwerte sinken und die Gehirnleistung steigt. Ein Bulletproof Coffee liefert ca. 275 Kalorien und besteht zu 98 Prozent aus Fett, außerdem sättigt er mehrere Stunden lang und kann somit problemlos ein ganzes Frühstück ersetzen.

> Wer mit der ketogenen Ernährung startet, sollte in den ersten Tagen jeden Morgen einen Bulletproof

Coffee trinken, denn dieser hilft, die Stoffwechselumstellung und die damit verbundene Ketose schnell zu erreichen.

- ➤ Der Bulletproof Coffee liefert rund 275 Kalorien. Er besteht zu 98 Prozent aus Fett und stoppt das Hungergefühl für mehrere Stunden. Er ersetzt problemlos ein ganzes Frühstück.

Der Bulletproof Coffee wird nicht von allen als Wunderwaffe angesehen. Einige Ernährungswissenschaftler kritisieren, dass das Kaffeegetränk nur wenige Nährstoffe, Vitamine und Mineralstoffe enthält. Ihrer Meinung nach ist der Bulletproof Coffee nicht für die Gesunderhaltung des Organismus geeignet. Allerdings darf nicht vergessen werden, dass er nicht die einzige Nahrungs- und Energiequelle des Tages darstellt. Somit sind die Kritiken etwas übertrieben. Das, was beachtet werden sollte, ist aber die zugeführte Menge an Weidebutter und Fett. Hier reicht ein kleiner Esslöffel schon aus. Wer es nämlich mit Fett im Bulletproof Coffee übertreibt und letztendlich die täglich empfohlene Fettmenge bei der Keto-Diät übersteigt, muss langfristig mit einem erhöhten Cholesterinwert rechnen.

Ketogenes Brot

Da Weizen- und andere Getreidemehlsorten sowie auch Vollkornmehl bei der Keto-Diät tabu sind, denken viele, dass sie bei der ketogenen Ernährung auf das geliebte Brot verzichten müssen. Aber das ist falsch! Stattdessen muss nur ein anderes Mehl zum Backen von Brot oder Kuchen genutzt werden. Ideal ist Nussmehl wie zum Beispiel Mandel- oder Walnussmehl. Aber auch Agar-Agar,- Guarkern-, Lein-, Hanf-, Sesam- oder Johannisbrotkern- und Kokosmehl empfehlen sich. Es gibt also genügend Alternativen zum klassischen Weizenmehl. Und fast jeder Bioladen hat heute diese Mehle im Regal stehen.

Das Keto-Brot zu backen, ist einfach. Es gibt viele kreative Rezepte für ketogenes Brot. Das Brot schmeckt darüber hinaus sehr lecker und ist gesund, denn es enthält viele Ballaststoffe und ist gut für den Darm und die Verdauung. Die Zubereitung eines Keto-Brots dauert nicht lange. Die Backzeit beträgt zudem nicht mehr als 60 Minuten.

- Ketogenes Brot enthält weniger als ein Gramm Kohlenhydrate pro Brotscheibe, dafür aber wichtige sekundäre Pflanzen- und Ballaststoffe.

Süßungsmittel, die bei der Keto-Diät erlaubt sind

Süßstoffe, die bei der Keto-Diät erlaubt sind, sind fertig gemischte flüssige Kombinationssüßstoffe wie Cyclamat oder Saccharin, gemischt mit Thaumatin oder Acesulfam. Sie können auch einzeln konsumiert werden. Bis auf Acesulfam sind alle genannten Süßstoffe hitzebeständig und können beim Backen und Kochen verwendet werden. Stevia, ein pflanzliches Süßungsmittel, wird von vielen bei der Keto-Diät verwendet, allerdings nicht von jedem vertragen. Deshalb ist es sinnvoll, alle Süßstoffe einmal auszuprobieren.

- Was die Dosis von Süßstoffen angeht: Wer nicht mehr als zehn Milliliter puren Süßstoff pro Tag zu sich nimmt, ist keinem Gesundheitsrisiko ausgesetzt.
- Bisher gibt es keine fundierten Studien, die nachgewiesen haben, dass Süßstoffe schädliche Nebenwirkungen oder Krebs hervorrufen.

Was ist mit Erythrit?

Erythrit wird im Handel als natürliche Zuckeralternative angepriesen, die kalorienfrei ist und zudem keine verwertbaren Kohlenhydrate besitzt. Auch soll sich Erythrit nicht auf den Blutzuckerspiegel auswirken. Deshalb wird es bei vielen Keto-Rezepten als Süßungsmittel empfohlen. Es besitzt einen glykämischen Index von null und eignet sich deshalb für Allergiker, die eine Fruktoseintoleranz haben. Der Süßstoff wird aus Traubenzucker gewonnen, kommt aber auch in natürlichen Lebensmitteln vor. Erythrit zählt zu den Polyolen, sprich den mehrwertigen Alkoholen, und enthält nur wenige Kalorien. Bei 100 Gramm des Süßungsmittels lassen sich gerade mal 20 kcal ausmachen (im Vergleich: Zucker hat bei derselben Menge bereits 400 kcal). Erythrit ist unbedenklich. Nebenwirkungen treten selbst bei exzessivem Konsum so gut wie nicht auf. (Eine mögliche Nebenwirkung wäre Durchfall.) Der Stoff wird zudem aufgenommen und fast vollständig über den Urin ausgeschieden (Rosenplenter und Nölle, Handbuch Süßungsmittel, 2007).

> Erythrit sieht aus wie Zucker und lässt sich genauso in der Küche verwenden. Es ist ein bisschen weniger süß als Zucker, sprich, das Süßungsmittel besitzt nur 70 Prozent der Süßkraft von Zucker. Bei einem Keto-Rezept sollte deshalb bei einer Angabe von 100 Gramm Zucker auf etwa 130 Gramm Erythrit hochgerechnet werden.

Ketogene Diät für Vegetarier und Veganer

Da die ketogene Ernährung oft als Fleisch-Diät bezeichnet wird, scheint sie auf den ersten Blick für Vegetarier ungeeignet zu sein. Aber das stimmt nicht. Auch Vegetarier können sich problemlos ketogen ernähren, wenn sie einen entsprechenden Ernährungsplan aufstellen. Natürlich ist die Umsetzung ohne Fleisch, Fisch und Geflügel nicht ganz so einfach. Aber mit dem notwendigen Hintergrundwissen gelingt die vegetarische Keto-Ernährung. Viele Vegetarier haben bereits ein großes Wissen über Nährstoffe und Vitamine und kennen die Alternativen zur Fleischkost bereits. Zwar stehen weniger

Lebensmittel zur Verfügung, dennoch können auch Vegetarier viele tolle Keto-Gerichte zubereiten.

Erlaubte tierische Eiweißquellen

Da die vegetarische Ernährung – vorausgesetzt man isst Eier – tierische Erzeugnisse und Milchprodukte erlaubt, dienen diese Lebensmittel als Proteinlieferanten. Quark, Naturjoghurt, Milch, Berg- und Hüttenkäse in der Vollfettvariante eignen sich gut, solange sie keine großen Mengen an Zucker oder Kohlenhydrate enthalten. Auch Eier sind bei der vegetarischen Variante der ketogenen Diät erlaubt. Sie liefern ausreichend Proteine, sodass Vegetarier auf Fleisch und Fisch verzichten können. Was den Fettanteil angeht, kann dieser aus pflanzlichen Fetten bezogen werden.

Pflanzliche Fette

Alle Pflanzenöle, die für die ketogene Ernährung geeignet sind, haben einen hohen Fettanteil. Mit ihnen lässt sich jede Speise und jeder Salat verfeinern. Nüsse, vor allem Pekan-, Macadamia-, Pilinüsse und Samen sind ebenfalls sehr fetthaltig. Auch Avocado gilt als wertvoller Lieferant für gesunde Fette. Sie alle haben zudem einen sehr niedrigen Anteil an Kohlenhydraten.

Proteine auf pflanzlicher Basis

Vegetarier, die sich für die ketogene Diät entscheiden, können Tofu als Fleischersatz auswählen. Das enthält rund zehn Prozent Protein und vier Prozent Fett. Kohlenhydrate kommen dagegen kaum vor. Das bedeutet aber nicht, dass im vegetarischen Restaurant jeden Tag sorglos ein Tofu- oder Soja-Burger gegessen werden kann, denn diese können Zucker oder andere Kohlenhydratquellen enthalten.

Zwar nutzen Vegetarier auch gerne Kidneybohnen und Erbsen, um sich mit Proteinen zu versorgen, doch obwohl beide einen hohen Eiweißwert (24 Prozent) besitzen und Tofu als pflanzliche Proteinquelle damit deutlich in den Schatten stellen, haben sowohl Kidneybohnen als auch Erbsen einen sehr hohen Anteil an Kohlenhydraten (zwischen 40 und 60 Prozent). Sie sind für die Keto-Diät deshalb ungeeignet!

Häufige Fehler, die Vegetarier bei der Keto-Diät machen

Viele Vegetarier begehen während der ketogenen Diät den Fehler, dass sie unbewusst zu viele Kohlenhydrate essen. Zwar glauben viele, dass es in der Welt der Pflanzen keine kohlenhydratreichen Produkte gibt, doch das stimmt leider nicht. Besonders Getreide, Bohnen, Linsen, Kartoffeln und Reis weisen viele Kohlenhydrate auf. Auch bei Obst muss man als Vegetarier aufpassen. Natürlich sind Früchte gesund, doch sie haben viel Fruktose (Fruchtzucker). Einige Obstsorten mehr als andere. Extrem viel davon steckt in Bananen, Ananassen, Trauben und Orangen. Pfirsiche, Aprikosen und Beeren sind bei der Keto-Diät die richtige Wahl. Da aber auch sie Kohlenhydrate haben, sollten sie nur in geringen Mengen gegessen werden.

Die größte Herausforderung bei der Zubereitung vegetarischer ketogener Gerichte ist also die richtige Wahl der Lebensmittel. Denn viele vegetarische Köstlichkeiten enthalten Kohlenhydrate, und das sogar in beachtlicher Menge. Deshalb ist es besonders wichtig, sich im Vorfeld einen Ernährungsplan zu erstellen.

> ➤ Als Keto-Vegetarier darf die Nährstoffversorgung nicht vernachlässigt werden. Häufig kommt es durch den Verzicht von Fleisch und eisenhaltigen Ersatzprodukten wie Hülsenfrüchten zu einem Eisenmangel. Das ist ein Problem, mit dem sich auch normale Vegetarier auseinandersetzen müssen. Im Rahmen einer ketogenen Diät sollten deshalb Spinat und rote Beete auf dem Speiseplan stehen.

Tipps für Veganer

Wer sich vegan ernährt, verzichtet zusätzlich auf Eier und Milchprodukte. Da diese bei der ketogenen Ernährung zwar eine Rolle spielen, aber nicht im Fokus stehen, können auch Veganer eine Keto-Diät machen. Sie müssen nur die richtigen Alternativprodukte finden, um genügend Proteine zu sich nehmen zu können, ohne dabei viele Kohlenhydrate zu essen. Die Sojabohne ist für viele Veganer die pflanzliche Eiweißquelle schlechthin. Leider ist sie bei der ketogenen Ernährung keine Option. Als Hülsenfrucht hat die Sojabohne nicht nur viel Eiweiß, sondern auch viele Kohlenhydrate. Das gilt für alle Sojaprodukte, also auch für Sojamilch, Sojasahne und Sojajoghurt. Was fermentierte Sojalebensmittel wie Tempeh und Natto angeht, so sind diese bis zu einer gewissen Menge erlaubt.

Was tatsächlich reich an Proteinen ist, aber wenige Kohlenhydrate hat, ist Tofu. Er hat lediglich zwei Prozent Kohlenhydrate und lässt sich in der Küche vielseitig verwenden. Weitere pflanzliche Proteinquellen, die bei der Keto-Diät zum Einsatz kommen, sind Leinsamen und Lupinen. Trotz dieser pflanzlichen Eiweißquellen wird es für Veganer schwer werden, sich nährstoffreich zu ernähren, wenn sie die Keto-Diät befolgen. Es kann deshalb sinnvoll sein, als Keto-Veganer zusätzliche Nährstoffe und Proteine in Form von Nahrungsergänzungsmitteln und Pulver zu konsumieren. Denn neben Tofu, Leinsamen und Lupinen gibt es eigentlich so gut wie keine pflanzliche Proteinquelle, die wenig Kohlenhydrate besitzt. Wer sich zur Ergänzung Proteinpulver holt, sollte sich für Mandel- oder Hanfprotein ohne Zusatzstoffe entscheiden. Bei der Zufuhr von Fetten sollten Veganer keine Probleme haben. Wie bereits erwähnt, sind Avocados, Oliven und Nüsse tolle Fettquellen. Zudem lassen sich vegane Keto-Gerichte mit MCT-Öl und anderen keto-geeigneten Ölen verfeinern und in den Ernährungsplan integrieren.

- Wer Angst vor Mangelerscheinungen hat, sollte als Keto-Veganer seine Blutwerte regelmäßig überprüfen lassen.

Keto-Nahrungsmittel für Veganer und Vegetarier

- Spinat
- Salat
- Spargel
- Kohl
- Gurke
- Brokkoli
- Blumenkohl
- Aubergine
- Paprika
- Zwiebeln
- Avocado
- Oliven
- Beeren
- Tofu
- Tempeh
- Sojaprodukte
- Nüsse und Samen
- hochwertige Öle
- Eier
- Milch
- Käse
- Butter

Es gibt derzeit noch keine wissenschaftlichen Studien zu einer vegetarischen ketogenen Diät. Bekannt ist aber, dass Menschen, die sich vorrangig auf tierische und pflanzliche Protein- und Fettquellen konzentrieren, davon profitieren und das Krankheitsrisiko verringern.

Die ketogene Diät vegetarisch oder vegan zu gestalten, kann also eine Vielzahl gesundheitlicher Vorteile mit sich bringen.

Mit der richtigen Vorbereitung und Achtsamkeit, was Nährstoffe angeht, ist die Diät auch für Vegetarier und Veganer problemlos durchführbar.

10. Hochwertige und kreative ketogene Rezepte

In diesem Kapitel geht es darum, ketogenen Neulingen den Einstieg auf praktische Art und Weise zu erleichtern. Es werden aber keine Rezepte vorgestellt. Denn die Geschmäcker sind so vielseitig wie die Rezepte selbst. Es gibt schließlich tausende Keto-Rezepte. Mehr als sich ein einem Buch abdrucken lassen.

Daher erhalten Sie an dieser Stelle die Vorstellung verschiedener Food-Blogs, die sich auf ketogene Gerichte spezialisiert haben. So können Sie mit dem Keto-Wissen, das Sie in diesem Buch erhalten haben, eigenständig unzählig viele Rezepte heraussuchen, nach Ihren eigenen Geschmacksvorlieben.

Da es als Neuling nicht immer leicht ist, passende Rezepte zu finden, werden im Folgenden Blogs für klassische ketogene Rezepte, für vegane & vegetarische Keto-Rezepte sowie für ausgefallene Fine-Dining-Rezepte präsentiert. Sie dienen der Inspiration und bereichern den ketogenen Alltag und das Familienleben. Mit diesen abwechslungsreichen und liebevoll zusammengestellten Rezeptdatenbanken wird es als Ketaner beziehungsweise Ketanerin garantiert nicht langweilig.

Neben ketogenen Rezepten für die ganze Familie finden sich in der Liste auch Blogs für Köche, die wenig Zeit zum Kochen haben oder Wert auf schnelle und einfache Rezepte legen. Zudem werden auch Blogs vorgestellt, die sich auf ketogene Nach- und Süßspeisen spezialisiert haben. Denn diese

Gerichte kommen bei vielen ketogen lebenden Menschen zu kurz, weil sie einfach nicht wissen, wie sie zuckerfreie und kalorienarme Süßspeisen zubereiten sollen.

Übrigens, die meisten Blogs und Rezeptseiten wurden von Hobby-Köchen und Autoren erstellt, die selbst ketogen leben und neben leckeren Rezepten auch viele hilfreiche Tipps zur ketogenen Lebensweise geben und ihre Erfolge mit der ketogenen Diät beschreiben.

All diese Blogs dienen zur Inspiration und erleichtern den Einstieg in die ketogene Ernährung.

Für alle, die wenig Zeit haben

Schnelle Keto-Gerichte finden sich auf dem Blog chrisandme.at. Die alleinerziehende Mutter Nadine Nietsche ist Österreicherin und richtet ihre Rezepte in erster Linie an Menschen, die wenig bis keine Zeit zum Zubereiten und Kochen von ketogenen Gerichten haben. Die meisten Zutaten lassen sich in jedem Supermarkt und Discounter einkaufen. Und die speziellen Keto-Zutaten, wie MCT-Öl oder LCHF-Backmischungen, kann man problemlos im Internet bestellen. Alle Rezepte bestechen durch kurze Zubereitungszeiten. Auch muss man kein Kochprofi sein, um diese zu kochen. Die passionierte Hobbyköchin will, dass die ketogene Küche Spaß macht und der Verzicht nicht im Vordergrund steht. Deshalb ist die Auswahl an Gerichten abwechslungsreich und enthält ab und zu auch mal ein paar Kalorien mehr. Wobei es sich dabei immer noch um Low-Carb-Gerichte handelt! Des Weiteren praktiziert sie *Clean Eating*: Die ketogenen Rezepte werden hauptsächlich mit Bio-Produkten sowie regionalen und saisonalen Produkten erstellt. Wer darauf ebenfalls achtet, ist auf ihrem Keto-Blog genau richtig.

Keto als Lifestyle

Lifestyle wird auf dem Blog lovelyketokitchen.de großgeschrieben. Hinter dem Blog steckt eine Münchnerin, die seit vielen Jahren ketogen lebt und nicht nur mit tollen Rezepten überrascht, sondern auch viele Informationen über Keto liefert. Sie erklärt, wie die Ernährungsform funktioniert und liefert interessante Hintergründe zu besonderen Lebensmitteln in der Keto-Küche. Auch gibt sie wertvolle Tipps für den ketogenen Lifestyle. Übrigens: Die Münchnerin hat nicht nur vielfältige und leckere Keto-Rezepte veröffentlicht. Zudem finden sich in der Rezeptdatenbank tolle Ideen für ketogene Getränke und ketogene Cocktails.

Ketogenes Kochen für Freunde & Familie

Wer Gäste hat, oder eine Party plant und ketogen lebt, der ist oft ratlos, was er seinen Freunden oder der Familie kochen kann. Nun, hier gibt es eine Lösung. Die Köchin und Autorin hat auf ihrem Blog kerstins-keto.de wundervolle und liebevolle Keto-Rezepte veröffentlicht, die sich ideal für eine Party, eine Familienfeier oder einen Abend mit Freunden eignen. Von der Vorspeise bis zum Dessert - der Blog ist vollgepackt mit köstlichen und kreativen Rezepten. Unter anderem finden sich dort tolle Keto-Rezepte für Knabbereien, Suppen, Eintöpfe, Ciabatta, Kuchen, Gemüse- und Fisch sowie Fleischgerichte. Alles, was das kulinarische Keto-Herz begehrt und mehr gibt es auch in ihrem Kochbuch, das im Handel erhältlich ist.

Süße Sünden, Nachspeisen und andere Keto-Backwaren

Die Bloggerin Melanie Kleimann hat auf ihrer Webseite lowcarbkoestlichkeiten.de viele köstliche Keto-Rezepte für jeden Anlass zusammengestellt. Doch im Fokus stehen leckere süße Speisen, Nachspeisen, Brötchen und andere

Backwaren. Was die Kuchen und Gebäck-Rezepte anbelangt, so könnten diese nicht vielfältiger sein. Vom Marzipanstollen über Blaubeermuffins bis hin zu Gingerbread - hier findet jeder das passende Rezept. Und diese sind alle absolut Keto! Toll ist, dass die Autorin auch direkt anzeigt, ob es sich um ein glutenfreies Keto-Rezept handelt oder nicht.

Gesunde Keto-Rezepte bei Krankheiten

Nicht immer hat die Entscheidung, sich ketogen zu ernähren, harmlose Gründe. Denn die Keto-Diät eignet sich nicht nur zum Abnehmen. Viele Menschen entscheiden sich aus gesundheitlichen Gründen für diese Form der Ernährung, oder weil sie eine Krankheit damit bekämpfen wollen. Sie müssen ganz besonders auf ihre Ernährung achten und benötigen Rezepte, die aus der Ernährungsmedizin stammen. Die Gesundheitspädagogin Margret Ache und die Ernährungsberaterin Iris Jansen orientieren sich an den aus dem TV bekannten Medizinern Dr. med. Anne Fleck, Dr. med. Jörn Klasen und Dr. med. Matthias Riedl und stellen wertvolle Keto-Rezepte auf der Webseite lchf-deutschland.de zur Verfügung. Die Rezeptsammlung umfasst über 500 verschiedene Gerichte und erleichtert Anfängern den Einstieg in die LCHF- und Keto-Küche. Das ist aber nicht alles. Auf der Webseite finden sich umfangreiche Informationen zur ketogenen Ernährung in Zusammenhang mit Krebs, Diabetes und anderen Krankheiten. Auch kann eine Online-Beratung zur Keto-Ernährung durchgeführt werden. Darüber hinaus finden sich auf dem Blog viele nützliche Informationen, Tipps und Empfehlungen für Bücher.

Fine-Dining à la Keto

Wer auf der Suche nach außergewöhnlichen, eleganten Keto-Gerichten ist, die sich auch in einem Sterne-Restaurant finden lassen, der wird auf Foodpunk.de fündig. Die dortige Rezeptsammlung ist ideal für alle Feinschmecker und Fine-Dining-Hobbyköche. Vom *mallorquinischen Low-Carb-Mandelkuchen* über ein *saftiges Steak mit Erdbeer-Salsa* bis hin zu *gebackenem Feta mit Himbeer-Senf-Dressing* oder *White Chocolate Macadamia Blondie*, die köstlichen Rezepte sehen schon auf den Bildern unbeschreiblich gut und edel aus. Sie lassen sich in der Regel einfach nachkochen. Die Zubereitung wird zudem Schritt für Schritt mit vielen Bildern erklärt. Foodpunk.de ist übrigens auch als App erhältlich. Auf der Webseite wie auf der App gibt es neben tollen Keto-Rezepten zudem Einkaufshilfen, Ernährungsprogramme und nützliches Hintergrundwissen zu der Ernährungsform.

Ketogene Abnehm-Rezepte

Diese Bloggerin hat mit Keto und Low Carb mehr als 130 Kilo abgenommen. Auf ihrem Blog mein-magenbypass.de finden sich zahlreiche gesunde und leckere Low-Carb-/Keto-Rezepte für Frühstück, Hauptgericht, Nachspeise & Co. Die Ernährungsberaterin für Menschen mit Adipositas teilt alle ihre Lieblingsgerichte, die sich zum Abnehmen eignen. Diese sind zudem optimiert für Menschen, bei denen eine Magenverkleinerung vorgenommen wurde oder vorgenommen wird. Einige ihrer Rezepte sind speziell für die Phase nach der Operation, es handelt sich dabei um Breigerichte und andere flüssige Speisen, wie Suppen oder Protein-Puddings.

Auf salala.de finden sich über 400 alltagstaugliche Low-Carb- und ketogene Rezepte, die jeder problemlos nachkochen kann. Auch sie eignen sich hervorragend zum Abnehmen und Loswerden der überflüssigen Pfunde. Die beiden Autoren und Ernährungsberater Vroni & Nico bieten auch gleich dazu eine passende Ernährungsberatung an und stehen den Lesern mit Tipps & Tricks zur Seite. Der Blog ist sehr umfangreich und informativ und eignet sich deshalb bestens für alle Keto-Einsteiger. Angefangen von klassischen

Hauptgerichten bis hin zu Keto-Süßigkeiten, die beiden Ernährungsberater sind einige der wenigen Keto-Köche, die Video-Anleitungen zu ihren Rezepten erstellt haben. Diese lassen sich auf YouTube ansehen.

Weitere Keto-Food-Blogs:

https://www.tastyketo.de/ - kleine, aber sehr schmackhafte Rezeptauswahl für kreative Keto-Gerichte

http://www.fitnessfood4u.de/ - leckere und alltagstaugliche Rezepte für Low Carb, Paleo und Keto

https://www.living-keto.de/ - ketogen lebende Bloggerin, die ihre Erfolge in Tagebuchform beschreibt und eine große Sammlung an Keto-Rezepten auf ihrer Webseite hat. Vor allem Hausmannskost.

https://hungerfreude.com/ - vegetarische Keto-Rezepte und mehr. Auch allgemeine Infos zur Keto-Ernährung.

https://ketofix.de/ketogene-ernaehrung/vegetarische-rezepte-lowcarb-keto/ - ebenfalls viele Rezepte für die vegetarische Keto-Ernährung

11. Nachwort

Zum Schluss noch ein Wort zu den persönlichen Zielen. Bevor sich für die ketogene Ernährung entschieden wird, sollte das persönliche Ziel klar definiert werden. Worum geht es? Was will man erreichen? Wenn das nicht klar ist, kann es schnell passieren, dass in alte Muster zurückgefallen oder die ketogene Diät aufgegeben wird. Deshalb muss ein klares Ziel existieren, das der Motivation und dem Antrieb dient und dafür sorgt, dass es zu keinem Aufgeben kommt.

Welches Ziel verfolgen?

1. Gewichtsverlust: Wer schon länger mit Übergewicht zu kämpfen hat und ein paar Kilos abnehmen will, um sich im eigenen Körper wieder wohlzufühlen, der sollte das zum Ziel der Keto-Diät machen. Umso konkreter das Ziel ist, desto besser. Am besten ist es also, sich eine Zahl vorzustellen (vier Kilo zum Beispiel) oder sich nach einer Kleidergröße zu richten, an der man sich orientieren kann. Ein Trick, der gut klappt, ist, sich eine Hose oder ein Kleid zu kaufen, das noch nicht passt. Das ist ein sehr deutliches Ziel: so viel abzunehmen, bis das Kleidungsstück passt. Solange das Hauptziel vor Augen bleibt, wird das Abnehmen gelingen.

2. Verbesserte Fitness: Für einige, die mit der Keto-Diät beginnen, geht es nicht vordergründig darum, abzunehmen, sondern im Alltag fitter und leistungsfähiger

zu werden. Es geht darum, sich von der Antriebslosigkeit zu verabschieden. Wer sich aber keine klare Zielführung setzt, wird sich zu Beginn der Diät durch den Tag schleppen und es extrem schwer haben. Denn trotz der Ernährungsumstellung muss sich der Körper erst an die Diät gewöhnen. Wenn der Frust eh schon groß und der Stress in der Arbeit enorm ist, wird das Fitnessziel schnell wieder aus den Augen verloren. Am liebsten will man nur noch seine Ruhe haben und auf der Couch entspannen. Hier hilft es, zusätzlich zur kohlenhydratarmen Ernährung einen Trainings- oder Sportplan zu erstellen, mit dem sich immer wieder aufs Neue motiviert werden kann. Und richtig hart sind nur die ersten Wochen. Danach erhöhen sich Antrieb und Fitness schnell. Der Bewegungsdrang nimmt dann von alleine zu.

3. Die Gesundheit: Für einige Menschen, die sich für die ketogene Ernährung interessieren, steht die Gesundheit an erster Stelle. Entweder sollen die Symptome einer bestehenden Krankheit verbessert werden oder es geht darum, die Allgemeingesundheit zu steigern. Hier heißt das persönliche Ziel, sich etwas Gutes zu tun. Gesunde Ernährung spielt dabei eine wichtige Rolle. Wer sich nicht aufraffen kann, sollte sich vor Augen halten, wie viele Vorteile die ketogene Ernährung hat und dass diese von zahlreichen Studien belegt wurden. Die Diät sorgt für eine gute Gesundheit und ein umfassendes Wohlbefinden. Sie verbessert die Gesundheit wie kaum eine andere Ernährungsform.

4. Steigerung des Immunsystems: Die ketogene Ernährung ist eine entzündungshemmende Diät, die das Immunsystem schnell und vor allem nachhaltig verbessert. Damit die Immunabwehr wirklich

funktioniert, kommt es jedoch nicht nur auf die Keto-Diät an. Minderwertige Öle und Lebensmittel sollten tabu sein. Außerdem ist es wichtig, sich ausreichend zu bewegen, denn regelmäßige sportliche Betätigung fördert die Ausdauer und unterstützt das Immunsystem. Die Abwehrzellen werden durch Sport und Bewegung aktiver. Wer also die ketogene Ernährung nutzen will, um das Immunsystem zu stärken, sollte motiviert genug sein, um sich ausreichend zu bewegen. Es muss natürlich nicht immer Sport sein. Auch ein Spaziergang, Yoga oder Fahrradfahren sind optimal.

Mit dem persönlichen Ziel vor Augen wird die ketogene Ernährung tatsächlich gelingen. Und man fühlt sich dabei gleichzeitig glücklicher und zufriedener. Während der Körper sich vorher im langweiligen Alltagstrott befunden hat, wird er durch die Zielsetzung wieder in Schwung gebracht. Mit der Zeit kommen immer mehr Glücksgefühle auf. Auch der Alltag lässt sich entspannter gestalten. Die eben genannten möglichen Ziele verdeutlichen, dass es sich lohnt, mit der Keto-Diät zu starten.

> ➢ Sobald das ganz persönliche Ziel gefunden ist, ist der Zeitpunkt gekommen, mit der ketogenen Ernährung zu starten. Am besten ist es, sich das Ziel zu notieren und es sichtbar irgendwo hinzuhängen.

Fazit: Die Keto-Diät ist mehr als nur ein Trend

Die ketogene Ernährung ist wesentlich mehr als ein Trend oder eine Modeerscheinung. Sie ist auch besser als reines Fasten. Darüber hinaus zählt sie zu den effizientesten und natürlichsten Ernährungsformen und war bereits in der Steinzeit gang und gäbe. Jäger und Sammler kannten damals weder Weißmehl und Zucker noch Fast Food oder Fertiggerichte. Hauptbestandteil ihrer Ernährung waren Fische,

Fleisch und Pflanzen sowie Obst. Die Nahrung bei ihnen war automatisch Low Carb. Heute besteht ein wesentlicher Teil der Ernährung aus Kohlenhydraten und kalorienreichen Knabbereien, die das natürliche Hungergefühl um ein Vielfaches verstärken und den Organismus dazu bringen, ständig um Nachschub zu bitten. Die ketogene Ernährung unterbricht diesen Kreislauf und besinnt sich auf die traditionelle Ernährungsweise der Vorfahren. Sie sorgt für ein gesundes und deshalb nicht so häufiges Hungergefühl und einen fitten Körper. Menschen, die durch Übergewicht aus dem Gleichgewicht gekommen sind, hilft die Keto-Diät dabei, wieder die Traumfigur zu erreichen.

Das sind aber nicht die einzigen Vorteile dieser Diätform. Fettreiche, kohlenhydratarme Ernährung verbessert die Symptome zahlreicher Zivilisationskrankheiten und von schweren Erkrankungen wie Epilepsie. Neben diesen medizinischen Aspekten kann die ketogene Ernährung noch viel mehr.

Wer beschließt, seine Ernährung komplett auf Keto umzustellen, ändert seine Lebensweise. Die Umstellung bedarf Disziplin, Willenskraft, Motivation, einer guten Planung und Lust auf Veränderung. Bei vielen ist es der Wunsch, sich besser und gesünder zu ernähren oder abzunehmen. Andere wollen mit der Keto-Diät eine medikamentöse Behandlung unterstützen und ihre Krankheit verbessern. Wieder andere entscheiden sich für die ketogene Ernährung, weil sie sich bessere sportliche oder geistige Leistungen wünschen. Die Gründe für den Umstieg auf Keto sind wirklich vielfältig und vor allem sehr persönlich.

Trotz aller Diskussionen und Kritik hat sich die ketogene Ernährung als gesunde Ernährungsform herausgestellt. Die Studien, die in diesem Buch erwähnt wurden, zeugen davon. Klar, dafür müssen Kohlenhydrate stark reduziert werden und der Anfang ist nicht leicht. Kein Brot mehr, keine Chips, keine Nudeln, kein Reis. Aber wer auf diese Speisen verzichtet, besiegt jede Heißhungerattacke. Und bald verschwindet die Lust auf diese verbotenen Leckereien von alleine. Außerdem bedeutet eine ketogene Lebensweise nicht, auf Süßes oder Salziges zu verzichten. Es gibt unzählige Rezepte für leckere Nach- und Süßspeisen, die allesamt ketogen sind. Viele Menschen haben die Keto-Diät bereits erfolgreich durchgezogen und dazu beigetragen, dass es heute so vielfältige und lecker schmeckende ketogene Rezepte für Cookies, Kuchen, Schokolade, Eis, Pizza und vieles weitere gibt. Naschkatzen kommen also nicht zu kurz.

Die Mühe lohnt sich! Wer die zum Teil anstrengende Umstellungszeit hinter sich gebracht hat, weil der Körper erst von Zucker und Co. entwöhnt werden muss, wird schnell die vielen positiven Aspekte der ketogenen Ernährung spüren. Es sind großartige Effekte für einen selbst. Das sorgt für neue Motivation. Und die Abnehmerfolge sind erstaunlich. Sie werden auch andere staunen lassen. Das Umfeld wird neidisch werden und will die Diät ebenfalls ausprobieren.

- Viele, die mit in den Jahren Mitte 40 bis Mitte 50 bereits mit der Keto-Diät Erfahrungen gesammelt haben, berichten, dass sie während der Ketose die Energie eines Anfang 30-Jährigen haben und viel seltener ermüden als zuvor. Darüber hinaus steigt die Lebensfreude an. Diese und andere Erfahrungsberichte sind ein Anreiz, um die Diät ebenfalls auszuprobieren und Ja zur ketogenen Ernährung zu sagen.
- Die Keto-Ernährung ist sehr abwechslungsreich und hält zahlreiche Gestaltungsmöglichkeiten bereit. Wie jede andere Diät erfordert sie einen Ernährungsplan, jedenfalls am Anfang. Doch mit etwas Übung hat man den Dreh schnell raus.

Also nichts wie los. Der erste Schritt ist mit dem Ausräumen des Vorratsschranks getan. Die aussortierten Lebensmittel lassen sich an Freunde oder Verwandte verschenken. Im Anschluss beginnt die Keto-Diät mit dem Schreiben einer Einkaufsliste und eines Ernährungsplans. Wenn zu Hause alles ketogen ist, darf mit dem Kochen, Backen und Zubereiten begonnen werden.

Nach ein paar Tagen tritt, wenn alles richtig gemacht wird, die Ketose ein. Bis dahin und vielleicht noch ein paar weitere Tage wird es schwer sein, die Diät durchzuziehen. Doch danach ändert sich alles. Das Hungergefühl verschwindet, die Fitness steigt, der Appetit nimmt ab und das Essen steht nicht mehr im Vordergrund. Das Körpergefühl verbessert sich, die ersten Kilos purzeln. Es kommt zu Fortschritten und einer Verbesserung der Gesundheit. Wenn man nach ein paar Wochen zurückschaut auf das, was man erreicht hat, darf man ruhig stolz auf sich sein. Denn die ketogene Diät ist zum Schlüssel der eigenen Lebensqualität geworden. Und zwar ganz unabhängig davon, was das persönliche Ziel ist, das mit der Keto-Diät erreicht werden soll. Durch dieses Buch, das eine großartige Hilfestellung für alle Keto-Anfänger und -Fortgeschrittene darstellt und viele hilfreiche Informationen rund um die ketogene Ernährung bereithält, ist man bestens ausgestattet.

Viel Erfolg auf dem Weg in die ketogene Ernährung!

12. Verweise und weitere Literatur

1. https://pubmed.ncbi.nlm.nih.gov/3104646/
   Rose DP, Boyar AP, Cohen C, Strong LE. Effect of a low-fat diet on hormone levels in women with cystic breast disease. I. Serum steroids and gonadotropins. J Natl Cancer Inst. 1987 Apr;78(4):623-6. PMID: 3104646.

2. https://academic.oup.com/sleep/article/31/5/619/2454190
   Francesco P. Cappuccio, MD, FRCP, Frances M. Taggart, PhD, Ngianga-Bakwin Kandala, PhD, Andrew Currie, MB ChB, Ed Peile, FRCP, Saverio Stranges, MD, PhD, Michelle A. Miller, PhD, Meta-Analysis of Short Sleep Duration and Obesity in Children and Adults, *Sleep*, Volume 31, Issue 5, May 2008, Pages 619–626, https://doi.org/10.1093/sleep/31.5.619

3. https://pubmed.ncbi.nlm.nih.gov/29417495/
   Hallberg SJ, McKenzie AL, Williams PT, Bhanpuri NH, Peters AL, Campbell WW, Hazbun TL, Volk BM, McCarter JP, Phinney SD, Volek JS. Effectiveness and Safety of a Novel Care Model for the Management of Type 2 Diabetes at 1 Year: An Open-Label, Non-Randomized, Controlled Study. Diabetes Ther. 2018 Apr;9(2):583-612. doi: 10.1007/s13300-018-0373-9. Epub 2018 Feb 7. Erratum

in: Diabetes Ther. 2018 Mar 5;: PMID: 29417495; PMCID: PMC6104272.

4. https://www.ncbi.nlm.nih.gov/pmc/articles/PMC6151211/
Kempf K, Röhling M, Stichert M, et al. Telemedical Coaching Improves Long-Term Weight Loss in Overweight Persons: A Randomized Controlled Trial. *Int J Telemed Appl.* 2018;2018:7530602. Published 2018 Sep 9. doi:10.1155/2018/7530602

5. https://www.scholars.northwestern.edu/en/publications/optimal-clinical-management-of-children-receiving-the-ketogenic-d; Kossoff, E. H., Zupec-Kania, B. A., Amark, P. E., Ballaban-Gil, K. R., Christina Bergqvist, A. G., Blackford, R., Buchhalter, J. R., Caraballo, R. H., Helen Cross, J., Dahlin, M. G., Donner, E. J., Klepper, J., Jehle, R. S., Kim, H. D., Christiana Liu, Y. M., Nation, J., Nordli, D. R., Pfeifer, H. H., Rho, J. M., ... Yim, G. (2009). Optimal clinical management of children receiving the ketogenic diet: Recommendations of the International Ketogenic Diet Study Group. *Epilepsia, 50*(2), 304-317. https://doi.org/10.1111/j.1528-1167.2008.01765.x

6. https://www.sciencedirect.com/science/article/pii/S1059131108001301
Amnon Mosek, Haitham Natour, Miri Y. Neufeld, Yaffa Shiff, Nachum Vaisman, Ketogenic diet treatment in adults with refractory epilepsy: A prospective pilot study. Open ArchivePublished:August 04, 2008; DOI:https://doi.org/10.1016/j.seizure.2008.06.001

7. https://www.ncbi.nlm.nih.gov/pmc/articles/PMC2129158/ Manninen AH. Is a calorie really a calorie? Metabolic advantage of low-carbohydrate

diets. *J Int Soc Sports Nutr.* 2004;1(2):21-26. Published 2004 Dec 31. doi:10.1186/1550-2783-1-2-21

8. https://pubmed.ncbi.nlm.nih.gov/19082851/ Volek JS, Phinney SD, Forsythe CE, Quann EE, Wood RJ, Puglisi MJ, Kraemer WJ, Bibus DM, Fernandez ML, Feinman RD. Carbohydrate restriction has a more favorable impact on the metabolic syndrome than a low fat diet. Lipids. 2009 Apr;44(4):297-309. doi: 10.1007/s11745-008-3274-2. Epub 2008 Dec 12. PMID: 19082851.

9. https://low-carb-lchf-kongress.de/wp-content/uploads/2019/03/Ulrike-Gonder-neu.pdf Ulrike Gonder, 2019

10. https://journals.physiology.org/doi/full/10.1152/physrev.00015.2004 Sarah Stanley, Katie Wynne, Barbara McGowan, and Stephen Bloom; Hormonal Regulation of Food Intake; Physiological Reviews 2005 85:4, 1131-1158

11. https://pubmed.ncbi.nlm.nih.gov/24584583/ Moreno B, Bellido D, Sajoux I, Goday A, Saavedra D, Crujeiras AB, Casanueva FF. Comparison of a very low-calorie-ketogenic diet with a standard low-calorie diet in the treatment of obesity. Endocrine. 2014 Dec;47(3):793-805. doi: 10.1007/s12020-014-0192-3. Epub 2014 Mar 4. PMID: 24584583.

12. https://www.ncbi.nlm.nih.gov/pmc/articles/PMC2716748/ Dashti HM, Mathew TC, Hussein T, Asfar SK, Behbahani A, Khoursheed MA, Al-Sayer HM, Bo-Abbas YY, Al-Zaid NS. Long-term effects of a ketogenic diet in obese patients. Exp Clin Cardiol. 2004 Fall;9(3):200-5. PMID: 19641727; PMCID: PMC2716748.

13. https://pubmed.ncbi.nlm.nih.gov/23651522/ Bueno NB, de Melo IS, de Oliveira SL, da Rocha Ataide T. Very-low-carbohydrate ketogenic diet v. low-fat diet for long-term weight loss: a meta-analysis of randomised controlled trials. Br J Nutr. 2013 Oct;110(7):1178-87. doi: 10.1017/S0007114513000548. Epub 2013 May 7. PMID: 23651522.

14. https://clinicaltrials.gov/ct2/show/NCT03394664 Macronutrients and Body Fat Accumulation: A Mechanistic Feeding Study **Sponsor:** Boston Children's Hospital **Collaborators:** Indiana University, University of Alabama at Birmingham, Framingham State University, Baylor University **Information provided by (Responsible Party):** David S. Ludwig, MD, PhD, Boston Children's Hospital

15. https://pubmed.ncbi.nlm.nih.gov/21864752/ Dimitriadis G, Mitrou P, Lambadiari V, Maratou E, Raptis SA. Insulin effects in muscle and adipose tissue. Diabetes Res Clin Pract. 2011 Aug;93 Suppl 1:S52-9. doi: 10.1016/S0168-8227(11)70014-6. PMID: 21864752.

16. https://pubmed.ncbi.nlm.nih.gov/24838678/ Kahleova H, Belinova L, Malinska H, Oliyarnyk O, Trnovska J, Skop V, Kazdova L, Dezortova M, Hajek M, Tura A, Hill M, Pelikanova T. Eating two larger meals a day (breakfast and lunch) is more effective than six smaller meals in a reduced-energy regimen for patients with type 2 diabetes: a randomised crossover study. Diabetologia. 2014 Aug;57(8):1552-60. doi: 10.1007/s00125-014-3253-5. Epub 2014 May 18. Erratum in: Diabetologia. 2015 Jan;58(1):205. PMID: 24838678; PMCID: PMC4079942.

17. https://pubmed.ncbi.nlm.nih.gov/22608008/ Hatori M, Vollmers C, Zarrinpar A, DiTacchio L, Bushong

EA, Gill S, Leblanc M, Chaix A, Joens M, Fitzpatrick JA, Ellisman MH, Panda S. Time-restricted feeding without reducing caloric intake prevents metabolic diseases in mice fed a high-fat diet. Cell Metab. 2012 Jun 6;15(6):848-60. doi: 10.1016/j.cmet.2012.04.019. Epub 2012 May 17. PMID: 22608008; PMCID: PMC3491655.

18. https://www.researchgate.net/publication/51208260_Carbohydrates_for_training_and_competition Louise M. Burke, John A. Hawley, Stephen H. S. Wong und Asker E. Jeukendrup (2011): Carbohydrates for training and competition, Journal of Sports Sciences, 29:sup1, S17-S27

19. https://bjsm.bmj.com/content/48/14/1077 Noakes T, Volek JS, Phinney SDLow-carbohydrate diets for athletes: what evidence?*British Journal of Sports Medicine* 2014;48:1077-1078.

20. https://pubmed.ncbi.nlm.nih.gov/25275931/ Volek JS, Noakes T, Phinney SD. Rethinking fat as a fuel for endurance exercise. Eur J Sport Sci. 2015;15(1):13-20. doi: 10.1080/17461391.2014.959564. Epub 2014 Oct 2. PMID: 25275931.

21. https://www.ncbi.nlm.nih.gov/pmc/articles/PMC303494/ Nair KS, Welle SL, Halliday D, Campbell RG. Effect of beta-hydroxybutyrate on whole-body leucine kinetics and fractional mixed skeletal muscle protein synthesis in humans. J Clin Invest. 1988 Jul;82(1):198-205. doi: 10.1172/JCI113570. PMID: 3392207; PMCID: PMC303494.

22. https://pubmed.ncbi.nlm.nih.gov/22016109/ Volkow ND, Wang GJ, Fowler JS, Tomasi D, Baler R.

Food and drug reward: overlapping circuits in human obesity and addiction. Curr Top Behav Neurosci. 2012;11:1-24. doi: 10.1007/7854_2011_169. PMID: 22016109.

23. https://www.nejm.org/doi/10.1056/NEJMoa1812792 Deepak L. Bhatt, M.D., M.P.H., P. Gabriel Steg, M.D., Michael Miller, M.D., Eliot A. Brinton, M.D., Terry A. Jacobson, M.D., Steven B. Ketchum, Ph.D., Ralph T. Doyle, Jr., B.A., Rebecca A. Juliano, Ph.D., Lixia Jiao, Ph.D., Craig Granowitz, M.D., Ph.D., Jean-Claude Tardif, M.D., and Christie M. Ballantyne, M.D. for the REDUCE-IT Investigators; Cardiovascular Risk Reduction with Icosapent Ethyl for Hypertriglyceridemia; January 3, 2019; N Engl J Med 2019; 380:11-22; DOI: 10.1056/NEJMoa1812792

24. www.uniklinik-freiburg.de/fileadmin/mediapool/08_institute/rechtsmedizin/pdf/Addenda/2016/Kurkuma_-_Wissenschaftliche_Zusammenfassung_2015.pdf Prof. Dr. Sigrun Chrubasik-Hausmann Fachärztin für Allgemeinmedizin Zusatzausbildung in Naturheilverfahren und spezieller Schmerztherapie Bereich Phytotherapie im Institut für Rechtsmedizin der Universität Freiburg im Breisgau

25. https://www.ncbi.nlm.nih.gov/pmc/articles/PMC4055352/ Khan N, Mukhtar H. Tea and health: studies in humans. Curr Pharm Des. 2013;19(34):6141-7. doi: 10.2174/1381612811319340008. PMID: 23448443; PMCID: PMC4055352.

26. Rosenplenter, K. und Nölle, U.: Handbuch Süßungsmittel, Behr's Verlag, 2. Auflage, 2007